Guia de Nutrição Enteral Ambulatorial e Domiciliar

LÚCIA LEITE LAIS

SANCHA HELENA DE LIMA VALE

Catalogação da Publicação na Fonte.

Guia de nutrição enteral ambulatorial e domiciliar / Lúcia Leite Lais e Sancha Helena de Lima Vale (organizadoras). – Natal: Edição do Autor, 2018.
   83 p. : il.
   ISBN 978-19-830306-97

Autoras de capítulos: Fernanda Rafaella de Melo Silva, Heloisa Nicolau Gurgel, Jéssica Louise Sales Gios, Kimberly Collins, Laise Mota Baracho, Lúcia Leite Lais, Sancha Helena de Lima Vale, Simone Ferreira Montenegro de Cerqueira, Vanessa Cristina Oliveira de Lima.

1. Nutrição. 2. Sonda. 3. Prescrição. 4. Dieta. I. Lais, Lúcia Leite. II. Vale, Sancha Helena de Lima.

CDU 612.3
G943

Elaborada por Verônica Pinheiro da Silva CRB-15/692.

AUTORAS/ ORGANIZADORAS
Lúcia Leite Lais
Nutricionista pela Universidade Federal do Rio Grande do Norte
Doutora em Ciências da Saúde pela Universidade Federal do Rio Grande do Norte
Professora Adjunta do Departamento de Nutrição da Universidade Federal do Rio Grande do Norte
Sancha Helena De Lima Vale
Nutricionista pela Universidade Nilton Lins
Farmacêutica pela Universidade Federal do Espírito Santo
Doutora em Ciências da Saúde pela Universidade Federal do Rio Grande do Norte
Professora Adjunta do Departamento de Nutrição da Universidade Federal do Rio Grande do Norte

AUTORAS/ COLABORADORAS
Simone Ferreira Montenegro de Cerqueira
Nutricionista pela UFRN
Especialista em Controle de Qualidade de Alimentos, Nutrição e Saúde pela Universidade Federal do Rio Grande do Norte
Nutricionista do Hospital Universitário Onofre Lopes de Natal - RN
Fernanda Rafaella de Melo Silva
Nutricionista pela UFRN
Mestre em Cuidados Paliativos pelo Instituto de Medicina Integral Professor Fernando Figueira
Nutricionista do Hospital da Restauração de Recife - PE
Vanessa Cristina Oliveira de Lima
Nutricionista pela Universidade Federal do Rio Grande do Norte
Mestre em Bioquímica pela Universidade Federal do Rio Grande do Norte
Heloisa Nicolau Gurgel
Graduanda em Nutrição na Universidade Federal do Rio Grande do Norte
Gastróloga pela Universidade Potiguar
Jéssica Louise Sales Gios
Nutricionista pela Universidade Federal do Rio Grande do Norte
Kimberly Collins
Nutricionista pela Universidade Federal do Rio Grande do Norte
Laise Mota Baracho
Nutricionista pela Universidade Federal do Rio Grande do Norte

PREFÁCIO

O uso da Terapia Nutricional Enteral Domiciliar (TNED) é uma realidade no Brasil. Muitos pacientes nessa terapia não são assistidos por empresas públicas ou privadas, sendo um desafio para cuidadores e familiares tratar esses pacientes em casa. Considerando esse cenário, a assistência nutricional ambulatorial aos pacientes em TNED pode minimizar essa problemática, beneficiando o estado nutricional e a saúde do paciente. Nesse contexto, é importante que o profissional nutricionista tenha uma compreensão geral da assistência a ser prestada a esse perfil de paciente e faça um atendimento sistematizado.

Outro desafio encontrado é o uso de dietas enterais artesanais pelos pacientes em TNED. A falta de orientação específica no preparo de dietas enterais artesanais pode gerar dietas com baixo valor nutricional prejudicando o estado nutricional e o prognóstico do paciente. Diante disso, espera-se que o conteúdo presente nesse guia, contemplando a revisão da nutrição enteral, o fluxograma da assistência nutricional ambulatorial para pacientes em uso da TNED, a sugestão de formulários de atendimento, as receitas de preparações enterais artesanais e as orientações gerais para TNED domiciliar, possa contribuir na prática do nutricionista clínico, na aprendizagem dos estudantes de graduação em nutrição, e no dia-a-dia de pacientes, cuidadores e familiares que vivenciam a TNED.

Lúcia Leite Lais

SUMÁRIO

INTRODUÇÃO

A Terapia Nutricional Enteral (TNE) é entendida como um conjunto de procedimentos terapêuticos empregados para manutenção ou recuperação do estado nutricional, onde o paciente alimenta-se por uma sonda posicionada no estômago ou intestino(1).

No hospital, a realização da TNE é regulamentada pela Agência Nacional de Vigilância Sanitária (ANVISA). Um dos requisitos exigidos pela ANVISA é a atuação da Equipe Multiprofissional de Terapia Nutricional (EMTN), constituída por profissionais habilitados (médico, nutricionista, farmacêutico e enfermeiro) e responsáveis por elaborar e seguir protocolos específicos de atendimento, prescrição e monitoramento de pacientes em uso da TNE(2,3). Nessa equipe, cada profissional possui suas atribuições específicas, qualificando a prestação do serviço ofertado. Dessa forma, pode-se dizer que, no ambiente hospitalar, a TNE já é bem sistematizada. Entretanto, essa terapia não é só utilizada em ambiente hospitalar, mas também em nível domiciliar. Isso porque a TNE, por si só, não é motivo de internação ou permanência hospitalar. No uso da TNE domiciliar, os cuidadores devem ser orientados adequadamente, pois eles serão responsáveis pelo preparo e/ou administração da dieta enteral ao paciente.

Em alguns casos, após a alta hospitalar, os pacientes podem ser acompanhados por uma assistência domiciliar. Atualmente no Brasil, tem-se a assistência domiciliar privada e a pública. Enquanto a primeira é composta por empresas de *Home Care,* a segunda é oferecida pelo Sistema Único de Saúde (SUS) por meio do Serviço de Atenção Domiciliar (SAD)(4). Embora existam esses modelos assistenciais, na prática, é comum que esses pacientes fiquem descobertos, principalmente em relação ao acompanhamento da TNE domiciliar. Isso é minimizado por um acompanhamento ambulatorial, pós-alta hospitalar, para os pacientes que vão para casa em uso da TNE. No entanto, poucos hospitais oferecem uma assistência ambulatorial aos pacientes em TNE domiciliar.

Independentemente do nível assistencial da TNE (hospitalar, domiciliar ou ambulatorial), faz-se necessária a padronização das informações coletadas e dos procedimentos realizados para melhor direcionamento e uniformização da conduta nutricional. Apesar da importância do uso de protocolos em TNE, na literatura são escassos os estudos abordando esse tema(5), principalmente em um contexto ambulatorial.

Outro ponto interessante é que nem todos os pacientes em TNE domiciliar tem condições de fazer uso exclusivo de dietas industrializadas, devido ao alto custo. Além disso, nem todos os pacientes recebem essas dietas gratuitamente sob ordem judicial. Assim, o uso de dietas enterais artesanais é uma alternativa ainda bastante utilizada. No entanto, quando as preparações artesanais não são bem orientadas, podem contribuir para dietas desequilibradas nutritionalmente e com maior risco de contaminação, ocasionando perda de peso, desnutrição e infecção. Diante disso, o profissional nutricionista deve estar atento ao tipo, a quantidade e a qualidade dos alimentos usados, assim como a forma de preparo, na elaboração das dietas enterais artesanais, visando garantir uma adequada segurança alimentar e nutricional aos pacientes em uso desse tipo de dieta.

Atualmente, muitos hospitais públicos brasileiros ainda não dispõem de um serviço ambulatorial específico para acompanhar pacientes que estão em TNE domiciliar. Considerando esse fato e visualizando a possibilidade de uma futura implantação desse serviço ambulatorial no Hospital Universitário Onofre Lopes (HUOL), objetivou-se elaborar este Guia de Nutrição Enteral Ambulatorial e Domiciliar, o qual propõe uma sistematização do atendimento nutricional ambulatorial para pacientes em uso da TNE domiciliar, contribuindo para melhor assistência nutricional e monitoramento dos pacientes pelo profissional nutricionista.

Parte 1 - TERAPIA NUTRICIONAL ENTERAL

Kimberly Collins, Simone F. M.Cerqueira e Lúcia L. Lais

CONCEITO E IMPORTÂNCIA

A nutrição enteral é definida pela Resolução RDC nº 63, da Agência Nacional de Vigilância Sanitária (ANVISA) do Ministério da Saúde, de 6/7/2000, como: *"alimento para fins especiais, com ingestão controlada de nutrientes, na forma isolada ou combinada, de composição definida ou estimada, especialmente formulada e elaborada para uso por sondas ou via oral, industrializada ou não, utilizada exclusiva ou parcialmente para substituir ou completar a alimentação oral em pacientes desnutridos ou não, conforme suas necessidades nutricionais, em regime hospitalar, ambulatorial ou domiciliar, visando à síntese ou manutenção dos tecidos, órgãos ou sistemas"*. Outra portaria mais recente da ANVISA (nº 135, de 08/03/2005) define a nutrição enteral como *"aquela fórmula nutricional completa, administrada através de sonda nasoentérica, sonda nasogástrica, jejunostomia ou gastrostomia"*. Na literatura, a TNE é entendida como o conjunto de procedimentos terapêuticos utilizados a fim de manter ou recuperar o estado nutricional, por meio da nutrição enteral, de indivíduos incapazes ou impossibilitados de atingir suas necessidades nutricionais mediante alimentação oral(6).

Considerando que a alimentação é uma condição essencial à vida, a importância da TNE está vinculada a possibilidade que o paciente tem de se nutrir, mesmo quando não pode alimentar-se por via oral. Além disso, a TNE possibilita o uso fisiológico do trato digestório, mantendo as vantagens do uso dessa via, como preservação da função e da integridade da mucosa gastrointestinal, prevenção da translocação bacteriana e manutenção da homeostase e da função imunológica. Adicionalmente, a TNE apresenta menor risco, menor chance de complicações e menor custo em relação a Terapia Nutricional Parenteral (TNP)(1,6). Dessa forma, a TNE é preferível em detrimento da TNP, tendo em vista o benefício no estado nutricional do paciente e, consequentemente, um melhor prognóstico.

INDICAÇÕES E CONTRAINDICAÇÕES

De acordo com a RDC nº 63, de 6 de julho de 2000, da ANVISA, o médico é o profissional de saúde responsável pela indicação da TNE, enquanto o nutricionista realiza todas as operações inerentes à prescrição dietética. Nessa ocasião, devem ser consideradas as limitações fisiológicas e as deficiências nutricionais do paciente, além do seu conforto, bem-estar e possíveis consequências psicossociais.

As indicações para uso da TNE ocorrem quando o paciente estiver desnutrido ou em risco nutricional, com disfagia ou risco iminente de broncoaspiração, ou ainda, quando a ingestão dietética não for suficiente para suprir 60% das necessidades nutricionais diárias(3). No entanto, como pré-requisito, é necessário que o trato gastrointestinal (TGI) esteja total ou parcialmente funcionante(6). De forma geral, a TNE será indicada para pacientes que não podem, não querem e não devem se alimentar por via oral, ou ainda para aqueles cujos requerimentos energético-proteicos estejam elevados.

Dessa forma, a TNE pode ser indicada em indivíduos em situações diversas. Na prática clínica, é observado o uso dessa terapia em quadros de coma, desnutrição, disfagia significativa, anorexia nervosa, depressão grave, doenças neurológicas, acidente vascular cerebral, neoplasias, traumas, cirurgias, queimaduras, atresia do esôfago, gastroparesia, doenças inflamatórias intestinais, obstrução parcial e fístulas no trato digestório, e nos casos de desmame da nutrição parenteral. Além disso, é

Guia de Nutrição Enteral Ambulatorial e Domiciliar

possível que a TNE seja indicada concomitantemente com dieta por via oral ou com a TNP(1,6).

Apesar de existir diversas condições que requeiram a TNE, esta pode ser contraindicada em algumas situações, como: vômitos incoercíveis, diarreia crônica, íleo paralítico intestinal, obstrução intestinal completa, fístula jejunais e de alto débito, sangramento intestinal e isquemia gastrointestinal. Ademais, há contraindicação da TNE nos casos onde há expectativa de utilizar essa terapia em período muito curto, sendo inferior a 7 dias para pacientes desnutridos e 9 dias para bem nutridos(3,6).

VIAS DE ACESSO PARA NUTRIÇÃO ENTERAL

A escolha da via de acesso na TNE deve ser cuidadosamente discutida pela EMTN responsável. Essa decisão depende de vários fatores, como: o tempo em que a dieta enteral será administrada, o risco de aspiração e de deslocamento da sonda, o estado clínico e cirúrgico do paciente, e o funcionamento e possíveis limitações anatômicas do TGI(1,7).

As vias de acesso mais comuns, em adultos, são: nasogástrica, nasoduodenal, nasojejunal, gastrostomia e jejunostomia (Figura 1). Já a via orogástrica é mais usada em neonatologia/pediatria. As ostomias (gastrostomia e jejunostomia) envolvem procedimentos e materiais mais dispendiosos que as sondas nasais, porém são mais confortáveis, duráveis e permitem a infusão de dietas mais concentradas em energia e nutrientes devido ao maior diâmetro das sondas. Enquanto as sondas nasais são inseridas manualmente, as sondas de ostomias são implantadas mediante endoscopia, radioscopia ou cirurgia(6,7).

As sondas nasoenterais são recomendadas para um curto período de tempo, com duração prevista de 3 a 4 semanas. As gastrostomias e jejunostomias são indicadas quando a previsão da TNE excede esse período. A gastrostomia é recomendada quando não há risco de aspiração e a jejunostomia quando há esse risco. Vale salientar que, conforme evolução do paciente, a via de acesso ou o posicionamento da sonda pode ser alterado para melhor atender seu quadro atual(8).

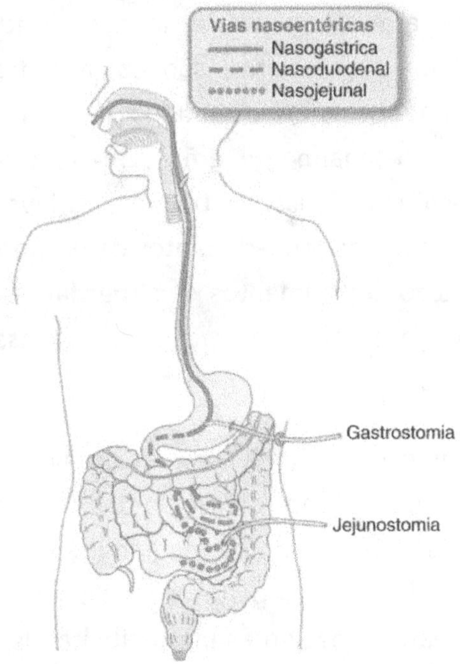

Figura 1. Vias de acesso da nutrição enteral.
Fonte: Ireton-Jones e Russel(9).

CARACTERÍSTICAS DAS DIETAS ENTERAIS

As dietas enterais possuem várias características e podem ser classificadas quanto ao modo de preparo, ao fornecimento dos nutrientes, ao teor energético, ao teor dos macronutrientes, à complexidade dos macronutrientes, à osmolaridade, à formulação e ao sistema. Considerando os vários tipos de dietas enterais, a seleção da fórmula mais adequada ao paciente deve ser feita pelo profissional nutricionista, pois compete à ele realizar todas as operações inerentes à prescrição dietética, composição e preparo da dieta enteral(2).

Quanto ao modo de preparo

Quanto ao modo de preparo, as dietas enterais podem ser classificadas em artesanais e industrializadas. As dietas artesanais, também chamadas caseiras, são constituídas de alimentos *in natura*, produtos alimentícios e/ou módulos de nutrientes ou mesclas entre eles, preparadas artesanalmente em cozinha doméstica. Este tipo de dieta enteral possui composição nutricional variável e estimada devido a falta de padronização dos procedimentos de preparo, as limitações das tabelas de composição de alimentos e a perda de nutrientes presentes nos resíduos alimentares, uma vez que precisam ser coadas antes da administração.

A dieta artesanal possui maior risco de contaminação, necessitando de um controle rígido das condições higiênico-sanitárias no preparo, no armazenamento e na administração da dieta. Por outro lado, por ter menor custo, as dietas enterais artesanais são uma alternativa mais viável para os pacientes impossibilitados de comprar dietas enterais industrializadas(10). Ademais, essas dietas, elaboradas com alimentos *in natura* ou minimamente processados, fornecem boa quantidade de compostos bioativos, os quais são beneficiais à saúde. As dietas industrializadas são aquelas comercializadas na forma líquida ou em pó e requerem manipulação mínima antes da administração. Essas dietas apresentam vantagens como composição química definida e melhor controle microbiológico. Quando há associação de dietas artesanais e industrializadas, a dieta resultante é denominada de dieta enteral mista(1,6).

Quanto ao fornecimento dos nutrientes

Quanto ao fornecimento dos nutrientes, as dietas enterais podem ser classificadas como completas ou incompletas. As primeiras são aquelas que contêm todos os nutrientes em sua composição (proteínas, lipídios, carboidratos, vitaminas e minerais) e podem ser usadas como fonte exclusiva de alimentação. As incompletas, por sua vez, não possuem todos os nutrientes e não podem ser usadas como fonte exclusiva de alimentação. Essas são conhecidas como módulos ou suplementos(6).

Quanto ao teor energético

Quanto ao teor energético, as dietas enterais podem ser classificadas de acordo com sua densidade em hipoenergética (<0,9 Kcal/mL), normoenergética (0,9 a 1,2 Kcal/mL) ou hiperenergética (>1,2 Kcal/mL)(11).

Quanto ao teor dos macronutrientes

Quanto ao teor de macronutrientes, as dietas enterais podem ser classificadas em hipo, normo ou hiper proteica, lipídica ou glicídica, conforme o percentual desses macronutrientes em relação ao Valor Energético Total (VET) (Quadro 1).

Quadro 1. Classificação das dietas enterais em relação ao teor de macronutrientes.

	Proteica[1]	Lipídica[1]	Glicídica[2]
Hipo	< 10%	< 15%	< 50%
Normo	10 a 20%	15 a 35%	50 a 60%
Hiper	> 20%	> 35%	> 60%

Os percentuais correspondem a distribuição do valor energético total.
Fonte: [1]Brasil(12) e [2]David et al.(13).

Ainda nesse contexto, a Resolução da ANVISA aborda requisitos de composição para as fórmulas de nutrição enteral, estipulando que para serem consideradas como: alto teor de gorduras monoinsaturadas, devem ter quandidade total destes lipídeos acima de 20% do VET; baixo em gorduras saturadas, a soma de ácidos graxos saturados e trans deve ser menor ou igual a 0,5g/100Kcal; fonte de ômega 3, a quantidade de ácido linolênico deve ser igual ou superior a 300mg/100kcal, ou, a soma das quantidades de EPA e DHA deve ser igual ou superior a 40mg/100kcal. Ademais, se a concentração de fibra nas dietas estiver acima de 1,5g/100Kcal, essas são consideradas fontes de fibras(12).

Quanto à complexidade dos macronutrientes

Quanto à complexidade dos macronutrientes, as dietas enterais podem ser classificadas como poliméricas, oligoméricas ou elementares. Essa classificação é baseada principalmente na forma de apresentação das proteínas. As dietas poliméricas são aquelas que possuem os macronutrientes na forma intacta, sendo necessária um trato digestório funcionante para digestão completa prévia à absorção. Têm como principais fontes proteicas o caseinato, a proteína de soja e soro do leite; como principais fontes lipídicas, o óleo de canola, girassol, soja e peixe, podendo ter adição ou não de triglicerídeos de cadeia média e ácidos graxos essenciais; já os carboidratos são provenientes principalmente de maltodextrina, xarope de milho e sacarose, com ou sem adição de fibras(13,14).

As dietas oligoméricas e elementares, por sua vez, apresentam macronutrientes parcialmente hidrolisados, especialmente as proteínas, e requerem menor digestão, exercendo pouco estímulo sobre as secreções digestivas. Nessas fórmulas, a quantidade de proteínas hidrolisadas na forma de peptídeos (cadeias de 2 a 50 aminoácidos) deve ser superior a 50% do teor de proteína no produto e não devem conter proteínas na forma intacta (12). As principais fontes proteicas são hidrolisado de lactoalbumina, hidrolisado de soja e caseinato hidrolisado, podendo conter ou não aminoácidos livres como glutamina, arginina ou aminoácidos de cadeia ramificada.

Ainda em relação à complexidade dos macronutrientes, a indicação da dieta mais adequada dependerá do posicionamento da sonda e da capacidade digestiva e absortiva do paciente, isto é, quanto mais prejudicada as funções gastrointestinais e quanto mais distalmente a sonda for posicionada, poderá se fazer uso de dietas oligoméricas ou elementares, para melhor aproveitamento dos nutrientes(15).

Quanto à osmolaridade

Quanto à osmolaridade, as dietas enterais podem ser classificadas em hipotônica (<300 mOsm/L), isotônica (300 a 350 mOsm/L) e hipertônica (>350 mOsm/L). A osmolaridade é atribuída ao número de partículas dissolvidas numa solução. Sendo assim, nas dietas enterais, quanto maior for o número dessas partículas, sejam elas hidrolisadas (como as proteínas), simples (como aminoácidos, dipeptídeos, glicose e sacarose) ou eletrólitos (como o cloreto de sódio), maior será a osmolaridade. Então, as dietas oligoméricas e elementares geralmente possuem maior osmolaridade comparada as poliméricas. Uma dieta hipertônica pode causar o rápido trânsito intestinal, diarreia osmótica, má absorção, desconforto abdominal e distensão, ressaltando que isto ocorrerá se a sonda alimentar for pós-pilórica ou a dieta for infundida rapidamente(13).

Quanto à formulação

Quanto à formulação, as dietas enterais podem ser classificadas em padrão ou específica. As dietas enterais do tipo padrão são dietas poliméricas cuja composição é baseada nas necessidades nutricionais da população saudável. Em contrapartida, as dietas específicas, também chamadas de especializadas, são aquelas cuja composição é modificada para atender as necessidades de pacientes com alguma doença, disfunção metabólica ou prejuízo absortivo(11).

Quanto ao sistema

Quanto ao sistema, as dietas enterais podem ser classificadas em sistema aberto ou fechado. As dietas enterais em sistema aberto precisam de uma manipulação mínima antes da administração, como preparo e/ou envase em recipiente descartável específico, sendo comercializadas na forma em pó ou líquida. As dietas enterais em sistema fechado são estéreis, acondicionadas em recipiente hermeticamente fechado, com adaptador apropriado para conexão com o equipo de administração, sendo comercializadas prontas para uso(2,16). Atualmente existe uma gama de dietas enterais industrializadas no mercado (Apêndice I), provenientes de vários laboratórios, sendo desenhadas de forma diferente visando atender a diversidade das necessidades nutricionais do paciente conforme seu contexto clínico.

TÉCNICAS DE ADMINISTRAÇÃO DAS DIETAS ENTERAIS

Segundo consta na RDC nº 63, de 6 de julho de 2000, é de responsabilidade do enfermeiro administrar a nutrição enteral no hospital. Em ambiente domiciliar, essa função será do cuidador ou até do próprio paciente se estiver em condições e se sentir confortável para isso. Em relação aos horários de administração, a dieta enteral pode ser administrada de forma intermitente ou contínua. Considerando o método de administração *per si*, a dieta enteral pode ser infundida de forma gravitacional (livre ou por gotejamento), em *bolus* (com auxílio de seringa) ou por bomba de infusão(3).

A administração intermitente é aquela realizada em etapas ou horários pré-estabelecidos. Essa forma de administração se assemelha à nutrição oral, por ser realizada de forma fragmentada ao longo do dia. Além disso, permite deambulação, pois o paciente não necessitará estar a todo momento acamado ou sentado para receber a dieta. Sendo assim, a administração intermitente é frequentemente indicada para pacientes em uso de TNED. Também, observa-se que é mais usada em sondas posicionadas no estômago de pacientes com esvaziamento gástrico normal. Na administração intermitente, é possível infundir a dieta pelos três métodos: gravitacional livre, em *bolus* ou por bomba de infusão(3).

A administração contínua é aquela que se procede lentamente durante o dia. Nesse caso, a dieta pode ser infudida apenas por gotejamento gravitacional ou por bomba de infusão. Geralmente é utilizada em sondas pós-pilóricas, mas poderá se fazer uso dessa técnica em sondas posicionadas no estômago quando houver gastroparesia, retardo no esvaziamento gástrico, distensão abdominal ou risco de aspiração. É bastante utilizada em ambiente hospitalar e se tem maior segurança e controle com o uso da bomba de infusão. Diz-se que a administração é contínua cíclica quando existir uma pausa noturna de 4 a 6 horas(3).

A dose e a velocidade da dieta a ser infundida dependerá da técnica de administração usada e também do posicionamento da sonda que pode estar no estômago ou distalmente à ele (duodeno ou jejuno) (Quadro 2). É importante salientar que para todos os tipos de técnicas de infusão, a velocidade e o volume de dieta a ser administrado dependerão da tolerância do paciente e do objetivo nutricional planejado. Além disso, é preciso deixar o paciente em decúbito elevado de 30° a 45° durante a administração da dieta e até 30 min a 1 hora após o término da administração, para evitar refluxo gastroesofágico e risco de broncoaspiração(3,7).

A administração da dieta enteral de forma intragástrica é a mais indicada (via nasogástrica ou gastrostomia), uma vez que no estômago ocorre importante etapa da digestão, havendo uma maior tolerância às fórmulas hiperosmóticas, sem apresentar cólicas, distensão, vômitos, diarreia ou desvios hidroeletrolíticos, o que não ocorre no intestino. Em adição, o estômago permite a introdução e armazenamento de grandes volumes em curto tempo e tolera mais facilmente as dietas enterais intermitentes. Entretanto, as sondas com posicionamento gástrico estão relacionadas ao risco aumentado de broncoaspiração(1,6,17).

Nesse sentido, para evitar regurgitação e aspiração pulmonar, pode-se avaliar a presença de resíduos gástricos mediante técnica de aspiração, além de monitorar a temperatura da dieta administrada, evitando os extremos.

De acordo com Vasconcelos (6), os resíduos gástricos são verificados antes de cada etapa de dieta. Segundo Rocha et al. (3), se ao aspirar com uma seringa, o volume residual for maior que 200 mL deve-se interromper a infusão da dieta enteral e comunicar à EMTN para investigação dos motivos que podem estar aumentando o volume residual. Por outro lado, a *American Society for Parenteral and Enteral Nutrition*(18) não recomenda a verificação rotineira no resíduo gástrico e sugere evitar a interrupção de dieta em situações onde o resíduo gástrico seja inferior à 500 mL e não haja sinais de intolerância.

LAVAGEM DA SONDA DE ALIMENTAÇÃO E HIDRATAÇÃO DO PACIENTE

A lavagem da sonda de alimentação enteral é feita com objetivo de prevenir a obstrução e contaminação microbiológica da mesma, devido a resíduos alimentares ou acúmulo de medicamentos aderidos à sua parede. Além disso, a água veiculada proporciona hidratação ao indivíduo em uso de TNE. Nas administrações intermitentes, após cada etapa de dieta ou de medicação, a sonda deve ser lavada, com 20 a 50 mL de água sob pressão. Entretanto, na prática, é possível que este volume seja aumentado a fim de atingir as necessidades hídricas do paciente. Quando as administrações forem do tipo contínuas, a administração da dieta pode ser interrompida a cada 6 a 8h para irrigação da sonda com água, considerando os mesmos volumes descritos anteriormente(3,6), ou ainda, após a passagem da dieta determinada para o perído, infundir 200

– 300 mL de água de modo contínuo aumentando-se a velocidade de infusão.

Quadro 2. Recomendação da dose e velocidade de administração da dieta enteral.

Posicionamento da sonda de alimentação	Administração Intermitente	Administração Contínua
Estômago	*Em Bolus:* 100 a 300mL de dieta lentamente (20mL/min) a cada 3 a 6 horas *Gravitacional:* 100 a 300 mL de dieta a cada 4 a 6 horas, de forma que seja infundido de 60 a 150mL/h *Bomba de Infusão:* 100 a 300mL (60 a 150mL/hora), a cada 4 a 6 horas	25 a 125mL/h, conforme tolerância do paciente
Duodeno ou Jejuno	*Em Bolus:* 100 a 300mL de dieta a cada 3 a 6 horas, com maior cautela no início, evoluindo mediante tolerância do paciente *Gravitacional:* 100 a 300mL de dieta a cada 4 a 6 horas, mas o gotejamento não deve ultrapassar 60mL/h *Bomba de Infusão:* 100 a 300mL (60 a 150mL/hora) a cada 4 a 6 horas	10 a 40mL/h, aumentando de 10 a 20mL a cada 8 a 12h, conforme a tolerância do paciente até atingir a meta nutricional, considerando a osmolaridade da dieta
Observações	Após cada etapa de dieta, a sonda deve ser lavada com 20 a 30mL de água potável	A dieta deve ser interrompida a cada 6 a 8 horas para irrigação da sonda com 20 a 30mL de água potável

É importante atentar para alguns cuidados com a água administrada em nutrição enteral. Ela deve atender aos padrões de potabilidade, ser filtrada, estar em temperatura ambiente e ter segurança microbiológica(2). Além disso, é necessário programar a quantidade de água administrada por dia, calculando-se previamente a necessidade hídrica do paciente. De acordo com Coppini et al.(2011) (19), essa necessidade é de 30 a 40 mL/Kg/dia ou de 1,0 a 1,5 mL/Kcal de dieta enteral recebida por dia, considerando que os pacientes adultos estão com funções renal e cardíaca normais. Após esse cálculo, deve-se atentar para a quantidade de água já veiculada pela dieta industrializada (Quadro 3) e posteriormente realizar a subtração, evitando, assim, uma oferta excessiva de água.

Quadro 3. Conteúdo de água nas dietas enterais industrializadas.

Densidade energética (Kcal/mL)	Conteúdo de Água (mL/1000mL)	Conteúdo de Água (%)
1,0 a 1,2	800 - 860	80 - 86
1,5	760 - 780	76 - 78
2,0	690 - 710	69 - 71

Fonte: Vasconcelos(6) e Rocha et al.(20)

ADMINISTRAÇÃO DE MEDICAMENTOS PELA SONDA DE ALIMENTAÇÃO

A sonda de alimentação enteral não só é útil para nutrição, mas também é empregada para administração de medicamentos(21). Entretanto, essa prática pode trazer complicações como a obstrução da sonda pelo acúmulo de medicamentos, interação entre fármaco e nutrientes, e incompatibilidades físico-químicas(6,21).

É comum a prática de triturar os medicamentos sólidos e diluí-los em água para posterior administração pela sonda, sem atentar se esses podem ser triturados, se manterão suas propriedades, se a solução para a diluição é adequada, se a administração está sendo feita em local correto (estômago ou duodeno) para melhor absorção do fármaco, e se esta prática está sendo realizada em conformidade com os padrões higiênico-sanitários para evitar o risco de contaminação.

Outro fator que deve ser considerado é a interação fármaco-nutriente, o que pode levar a mudanças no efeito terapêutico esperado do medicamento ou ainda a alteração da atividade do nutriente, se ambos forem administrados separadamente ou simultaneamente. Desta forma, deve-se evitar a administrar medicamentos juntamente com a dieta. Se a dieta enteral for administrada de forma intermitente, a medicação deve ser administrada antes ou após as etapas, ajustando seus respectivos horários; por exemplo, se a dieta enteral for contínua, pode-se interromper a infusão 30 minutos antes até 30 minutos após a administração da medicação. Após cada ministração de fármaco, deve-se realizar a lavagem da sonda com 20 a 40 mL de água sob pressão(6,13). É de grande importância que a EMTN tenha conhecimento sobre os aspectos envolvidos com as interações fármaco-nutrição enteral e oriente adequadamente o cuidador ou o paciente em uso da TNE.

COMPLICAÇÕES E MONITORAMENTO

A TNE pode ocasionar complicações de diversas naturezas, sendo importante detectar as possíveis causas e traçar condutas de prevenção e controle a fim de monitorar os pacientes adequadamente(22). De forma geral, as complicações relacionadas a nutrição enteral são classificadas em complicações gastrointestinais, infecciosas, mecânicas e metabólicas.

As complicações gastrointestinais são as mais frequentes, podendo se manifestar por meio de náuseas, vômitos, estase gástrica, refluxo gastroesofágico, distensão abdominal, cólicas, sensação de plenitude, flatulência, diarreia e obstipação. Náuseas e distensões abdominais podem aparecer com pouca frequência se forem utilizadas técnicas de administração adequadas. Já a diarreia é a complicação mais comum, devido à osmolaridade, a antibioticoterapia, presença de lactose na dieta oferecida e a falta de um controle microbiológico adequado na preparação e administração da dieta(6,22).

As complicações infecciosas podem acontecer em decorrência da contaminação da dieta em qualquer umas das etapas entre o preparo e a infusão da dieta. A complicação mais frequente é a gastroenterocolite, que aumenta a gravidade de acordo com o estado nutricional e imunológico do paciente. Portanto, é necessário o controle do risco de contaminação utilizando técnicas assépticas de manipulção e programando a substituição dos dispositivos de administração, como frascos, equipos e seringas(22).

As complicações mecânicas variam de acordo com o tipo e localização da sonda de alimentação. O uso prolongado de sondas nasoenterais calibrosas e de material não flexível são as que mais ocasionam essas complicações. As manifestações mais comuns consistem em erosão nasal, necrose, abscesso septonasal, sinusite aguda, rouquidão, otite, faringite, esofagite, ulceração esofágica, estenose, fístula traqueoesofágica, ruptura de varizes esofágicas, obstrução e saída ou migração acidental da sonda. Ademais, pode haver obstrução da sonda devido a resíduos alimentares ou acúmulo de medicamentos(6,22).

As complicações metabólicas são menos frequentes na TNE comparado a TNP, especialmente quando se utilizam fórmulas poliméricas. No entanto, podem se manifestar por meio da hiperidratação ou desidratação, hiper ou hipoglicemia, anormalidades de eletrólitos e elementos-traço e alterações da função hepática(6,22).

Além de todas as complicações mencionadas, também pode ocorrer falta de estímulo ao paladar, sede, xerostomia, monotonia alimentar, insociabilidade e depressão(6,22). Nesses casos, o acompanhamento psicológico para os pacientes e seus familiares pode ser indicado. No mais, a família e os cuidadores possuem papel essencial no acolhimento de pacientes em TNED.

Assim, na prática clínica, é importante que a EMTN esteja atenta a ocorrência das complicações e investigue suas possíveis causas. Desta maneira, esses profissionais necessitam de treinamento de capacitação e educação continuada a fim de estarem aptos a identificar as complicações associadas à TNE. Uma vez identificadas, é possível adotar medidas de controle para reverter a situação (Quadros 4.1, 4.2 e 4.3).

Quadro 4.1. Complicações gastrointestinais da terapia nutricional enteral, com possíveis causas e respectivas medidas de prevenção e controle.

Complicações	Etiologia	Prevenção e controle
Gastrointestinais		
Náuseas e vômitos	Intolerância à lactose	Usar fórmula isenta de lactose.
	Excesso de lipídios	Usar fórmulas hipolipídicas.
	Infusão rápida	Diminuir velocidade de infusão.
	Fórmula hipertônica	Usar fórmulas isotônicas
	Estase gástrica	Se resíduo gástrico > 50% do volume da dieta após 2h de infusão, reduzir a oferta e usar drogas gastrocinéticas.
	Refluxo gastroesofágico	Suspender dieta até identificar a causa do refluxo; reposicionar sonda distalmente e iniciar infusão lenta; elevar cabeceira a 30º ou mais.
Diarreia	Infusão rápida	Diminuir velocidade de infusão.
	Dieta fria ou gelada	Infundir dieta a temperatura ambiente.
	Sonda jejunal	Se possível, posicionar sonda no estômago.
	Fórmula sem fibra	Usar fórmulas com fibras ou módulo de fibras (solúveis).
	Fórmula hipertônica	Usar fórmulas isotônicas
	Hipoalbuminemia	Administrar módulo de proteína.

	Intolerânia à lactose	Usar fórmula isenta de lactose ou a enzima lactase.
	Má absorção	Usar fórmulas hipolipídicas e oligoméricas/elementares.
	Drogas (antibióticos)	Checar medicamentos, e utilizar pré e probióticos.
Obstipação	Desidratação	Checar hidratação e balanço hídrico do paciente, administrar mais água.
	Diminuição da prensa abdominal para movimento evacuatório	Avaliar a necessidade do uso de fórmulas com fibras e/ou o uso de laxantes.
	Medicamentos	Avaliar a necessidade do uso de laxantes.
Cólicas, empachamento, distensão abdominal e flatulência	Grande volume de dieta	Diminuir o volume da dieta.
	Infusão em *bolus*	Verificar possibilidade de administrar a dieta por gotejamento ou por bomba de infusão.
	Rápida infusão da dieta	Diminuir taxa de infusão.
	Intolerância à lactose	Usar fórmula isenta de lactose.
	Fórmulas com fibras ou soja	Usar fórmula isenta de fibras ou soja.
	Fórmulas com fibras ou soja	Usar fórmula isenta de fibras ou soja.

Fonte: Adaptado de Alves, Barone e Waitzberg(22).

Quadro 4.2. Complicações infecciosas e mecânicas da terapia nutricional enteral, com possíveis causas e respectivas medidas de prevenção e controle.

Complicações	Etiologia	Prevenção e controle
Infecciosas		
Infecção ou toxinfecção alimentar, gastroenterocolite	Contaminação microbiológica da dieta	Aplicar adequados padrões de higiene no preparo e administração da dieta, e substituir os dispositivos de administração (frascos, equipos, seringas) ou mesmo a sonda.
Mecânicas		
Obstrução da sonda	Lavagem incorreta	Lavar corretamente a sonda.
	Impactação de medicamentos pouco solúveis	Tentar desobstrução com vitamina C efervescente, água morna, bebidas carbonadas e bicarbonato de sódio. Retirar e reintroduzir a sonda, se possível. Não resolvendo, trocar a sonda.
Saída ou migração acidental da sonda	Alterações do peristaltismo e/ou paciente hiperativo	Avaliar sistematicamente posicionamento da sonda (ausculta, aspiração do conteúdo gástrico, radiografia do abdômen).
Erosões nasais	Sondas de maior calibre e pouco flexíveis	Usar sondas de menor calibre e mais flexíveis. Preferir sondas de ostomias para pacientes com tempo indeterminado para nutrição enteral ou usar sondas orogástricas.
Sinusite, otite, rouquidão	Sondas de maior calibre e pouco flexíveis, e/ou permanência prolongada com a sonda	Preferir sondas de menor calibre e mais flexíveis ou sondas de ostomias.

Esofagite, estenose esofágica	Sondas de maior calibre e/ou vômitos e refluxos	Usar sondas de menor calibre. Avaliar troca do posicionamento e da via de acesso.
Fístula traqueoesofágica	Necrose por pressão	Usar gastrostomia ou jejunostomia.

Fonte: Adaptado de Alves, Barone e Waitzberg(22).

Quadro 4.3. Complicações metabólicas da terapia nutricional enteral, com possíveis causas e respectivas medidas de prevenção e controle.

Complicações	Etiologia	Prevenção e controle
Metabólicas		
Hiperhidratação	Desnutrição grave	Concentrar a dieta e diminuir o volume.
	Insuficiência cardíaca, renal ou hepática	Administrar diurético.
	Excesso de administração de líquidos	Checar balanço hídrico diário.
Desidratação	Uso de fórmulas hipertônicas	Usar fórmulas isotônicas.
	Diarreia	Tratar a diarreia.
	Baixa oferta de água	Repor água após as dietas Realizar balanço hídrico.
Hipoglicemia	Suspensão súbita e prolongada de dieta, excesso de administração de insulina e/ou dieta zero	Administrar glicose via venosa. Monitorar a glicemia diariamente. Reiniciar dieta assim que possível.
Anormalidades de eletrólitos e elementos traços	Diarreia, desnutrição, infecção ou disfunção renal	Monitorar níveis séricos de eletrólitos e elementos traços. Checar uso de drogas que interfiram na absorção. Rever conduta dietoterápica.
Alterações das funções hepáticas	Sobrecarga energética, substratos inapropriados, toxinas, drogas ou condições patológicas	Observar níveis de transaminases, utilizar dietas especializadas e/ou lactulose.

Fonte: Adaptado de Alves, Barone e Waitzberg(22).

Parte 2 - ASSISTÊNCIA AMBULATORIAL E PROTOCOLOS DE ATENDIMENTO

Kimberly Collins, Simone F. M. Cerqueira, Sancha H. L. Vale e Lúcia L. Lais

MODELOS ASSISTENCIAIS DA NUTRIÇÃO ENTERAL

A assistência à saúde faz-se em âmbito hospitalar, domiciliar e também ambulatorial, proporcionando ao paciente um cuidado condizente com a gravidade de sua morbidade(23). A TNE está presente nesses três cenários, sendo o ambiente hospitalar o principal deles, onde geralmente esse tratamento tem início, seja com a indicação ou com a passagem da sonda de alimentação.

Considerando que a nutrição é fundamental para recuperação do paciente e melhora do prognóstico, a TNE faz-se necessária em pacientes hospitalizados incapazes de se alimentarem por via oral e que tenham o trato gastrointestinal funcionante(23). Algumas vezes a TNE é instituída temporariamente e a sonda de alimentação pode ser retirada durante a própria internação, possibilitando que o paciente tenha alta hospitalar já se alimentando via oral. Entretanto, em outros casos, o paciente precisa permanecer na TNE por tempo prolongado ou indeterminado e sua estadia hospitalar não é mantida apenas devido a nutrição enteral. Nesses casos, os pacientes seguem para seus domicílios em TNE. Dessa forma, as orientações nutricionais na alta hospitalar, ao paciente ou cuidador, são de extrema importância, visto que na sua residência não haverá a disponibilidade constante de profissionais de saúde habilitados nos procedimentos relacionados à TNE.

A TNED possui algumas vantagens em relação àquela realizada em ambiente hospitalar. Dentre essas, destacam-se menor custo, maior rotatividade de leitos hospitalares, diminuição do risco de infecções e benefícios de cunho emocional para o paciente e sua família(24–26). A indicação da TNED é similar à indicação no ambiente hospitalar ou ambulatorial e deve ser feita por médico ou pela EMTN. As condições básicas para que um paciente seja encaminhado para o domicílio é a presença de estabilidade hemodinâmica e metabólica, além da existência de um cuidador capacitado, para que haja adesão adequada às orientações da terapia. Em adição, o domicílio deve fornecer condições de higienização e manipulação da dieta, local apropriado para armazenamento da nutrição enteral indicada, água potável, iluminação, refrigeração adequada e telefone para contato(26).

Vale ressaltar a importância dos familiares e cuidadores na assistência ao paciente em uso da TNED, uma vez que, quando devidamente treinados, prestam cuidados eficazes, sobretudo na administração da dieta enteral. Para tanto, as orientações precisam ser claras, objetivas e adequadas à escolaridade dos familiares(26). É necessária a adaptação do paciente e dos familiares à nova situação. As grandes tensões estão relacionadas a dificuldade no manuseio do paciente, a falta de tempo do cuidador, aos sentimentos de desamparo, desesperança e culpa. Essas tensões podem ser atenuadas com as visitas de profissionais dos serviços de saúde(25,26). Nesse contexto familiar, insere-se o programa Humaniza SUS do Ministério da Saúde, que propõe a humanização do atendimento como eixo norteador das práticas de atenção, promovendo o acolhimento do usuário/paciente.

Infelizmente, nem sempre a TNED ocorre vinculada a uma assistência domiciliar. Com a ausência desse serviço, é comum os cuidadores apresentarem dificuldades para executar adequadamente os procedimentos relacionados à nutrição enteral. Essas dificuldades podem ser ainda maiores quando a nutrição enteral artesanal é a opção existente, por falta de recursos financeiros ou apoio do Estado para aquisição de dietas enterais industrializadas. Nessas situações, o paciente e família podem ser amparados pela assistência nutricional ambulatorial, onde os ajustes e as orientações cabíveis ao monitoramento da TNE podem ser realizados.

O atendimento ambulatorial pelo SUS, assim como o hospitalar, é oferecido em estabelecimentos de administração municipal, estadual, federal ou filantrópica. O ambulatório hospitalar serve como cenário tanto para acompanhamento de pacientes pós-alta hospitalar, como para assistência de pacientes oriundos de uma demanda externa. Embora a maior procura para o ambulatório da nutrição seja de pacientes com doenças crônicas não transmissíveis, esse pode ser um espaço importante para os pacientes que estejam em TNED e que não estejam vinculados a uma assistência domiciliar privada (*Homecare*) ou pública (SAD).

No Brasil, não existem estudos aprofundados sobre a existência, funcionalidade ou padronização de protocolos em serviços ambulatoriais de nutrição que trabalhem prestando assistência aos pacientes em TNED. Tais serviços podem proporcionar um trabalho de educação em saúde, formando cuidadores e pacientes habilitados para dar continuidade ao tratamento nutricional de forma amparada e qualificada. Entretanto, é necessário que a assistência ambulatorial para TNE ocorra mediante atendimentos sistematizados baseados em protocolos, a fim de possibilitar a adequação e a padronização de condutas em TNE, relevantes ao êxito dessa terapia(5).

PROTOCOLOS DE ATENDIMENTO AMBULATORIAL PARA NUTRIÇÃO ENTERAL

O profissional nutricionista que presta assistência ambulatorial a pacientes em TNED deve ter uma visão geral das etapas do atendimento, incluindo procedimentos de coleta de dados, análise, tomada de decisões e orientações. Para tanto, foi elaborado um fluxograma explicativo dessa assistência (Apêndice II), direcionando e auxiliando o nutricionista para melhor sistematização e padronização do serviço. Esse fluxograma facilita o atendimento a ser seguido na consulta ambulatorial, contribuindo na otimização da assistência nutricional oferecida ao paciente.

Após a visão geral das etapas do atendimento, é importante que o nutricionista padronize o uso de formulários em seu atendimento. Os formulários de atendimento em saúde, sejam manuais ou eletrônicos, devem ser utilizados para padronizar e uniformizar os procedimentos realizados e as informações coletadas. Ele deve ser capaz de captar e armazenar dados, possibilitando melhor controle, análise e acompanhamento dos pacientes(5).

A fim de promover padronização da assistência nutricional ambulatorial em nutrição enteral, é importante a implantação de formulários relacionados a TNED. Para tanto, dois formulários foram elaborados com base no modelo de protocolo para atendimento em TNE de Cirqueira et al.(23), na avaliação subjetiva global(27), no manual de Dreyer et al.(28) e, também, na nossa experiência clínica em assistência nutricional ambulatorial e domiciliar.

O primeiro formulário foi elaborado para ser utilizado na primeira consulta (Apêndice III). Ele é composto por dados pessoais e clínicos do paciente, avaliação nutricional, cálculos das necessidades nutricionais, planejamento e monitoramento da TNE. O segundo formulário foi elaborado para ser utilizado em consultas de retorno (Apêndice IV). Nele devem ser registradas as conclusões do acompanhamento nutricional, incluindo as principais informações sobre avaliação, diagnóstico e intervenção nutricional. Esse formulário de retorno também contém espaço para o registro do recordatório alimentar (R24h) e dos atuais parâmetros antropométricos e bioquímicos.

O terceiro formulário refere-se ao monitoramento domiciliar da TNE (Apêndice V) e deve ser preenchido pelo cuidador do paciente. Esse instrumento tem como objetivo principal auxiliar o profissional nutricionista no monitoramento do paciente, uma vez que permite o resgate de informações importantes da TNE relacionadas ao período domiciliar, prévio à consulta ambulatorial subsequente. Esse formulário deve ser entregue previamente ao cuidador para que este possa registrar, no domicílio, informações acerca do volume de dieta enteral e líquidos administrados ao paciente, assim como possíveis intercorrências, como vômitos, dor abdominal, frequência de evacuações, diarreia e obstipação.

Parte 3 - PREPARAÇÕES ENTERAIS ARTESANAIS

Heloisa N. Gurgel, Jéssica L. S. Gios, Laise M. Baracho,
Fernanda R. M. Silva, Vanessa C. O. Lima e Sancha H. L. Vale

BOAS PRÁTICAS DE MANIPULAÇÃO DE ALIMENTOS

As boas práticas de manipulação são um conjunto de regras que orientam a produção de alimentos e evitam que ocorra contaminação durante esse processo. Essas regras garantem a qualidade higiênico-sanitária do alimento e abrangem desde a escolha até o armazenamento dos alimentos. Devem, portanto, ser aplicadas as dietas enterais artesanais para reduzir o risco de contaminação, evitar o desenvolvimento de doenças transmitidas por alimentos e promover a saúde do paciente. Dessa forma, para se ter uma preparação enteral artesanal segura, é necessário que os manipuladores de alimento adotem as seguintes ações:

- Lavar a bancada de preparação com água potável e detergente neutro com o auxílio de uma esponja e borrifar álcool a 70% na superfície, deixando secar naturalmente;
- Ter utensílios exclusivos para preparação da dieta, higienizá-los com água potável e detergente neutro, deixando-os secar naturalmente;
- Higienizar as mãos e antebraços, antes de iniciar a preparação, com detergente neutro e água potável, secar com papel toalha não reciclado, passar álcool a 70%, deixando secar naturalmente;
- Usar água filtrada e fervida;
- Olhar a embalagem do alimento a ser usado, verificando principalmente a data de validade e se possui alguma alteração

como furos ou estufamento. Descartar o alimento caso esteja com data de validade vencida ou se a embalagem não estiver íntegra;

- Certificar-se que o alimento é proveniente de um fornecedor que tenha condições higiênicas adequadas;
- Observar se os alimentos congelados ou refrigerados a serem adquiridos estão e temperatura adequada. Não adquirir produtos com sinais de descongelamento ou recongelamento, como: cristais de gelo no produto, embalagens molhadas, produtos amolecidos ou deformados;
- Escolher alimentos de boa aparência com aspecto e coloração próprios, textura adequada, sem manchas e sem odores indesejáveis;
- Antes do preparo da dieta, lavar as embalagens dos alimentos industrializados com água potável corrente e detergente neutro e passar álcool a 70% para a desinfecção;
- Antes do preparo da dieta, higienizar as frutas, verduras e hortaliças com água potável, se necessário, usar uma escova e, em seguida, colocar em solução clorada (hipoclorito de sódio e água, numa proporção de 15mL:1L). Deixar durante 10 minutos e lavar em seguida em água corrente.

A elaboração de dietas enterais artesanais é um processo desafiante. Caso esse processo não seja adequadamente planejado e executado, a preparação final pode apresentar perda de nutrientes, ter alteração de cor e viscosidade e aumentar o risco de contaminação microbiológica. Todos esses fatores comprometerão a prescrição dietética e seu papel na recuperação e/ou manutenção da saúde dos pacientes(29). Assim, é importante que as orientações descritas nesse guia sejam rigorosamente seguidas.

Muitas vezes, na tentativa de se aumentar o valor energético da preparação, alimentos podem ser introduzidos ou quantidades aumentadas. Entretanto, isso pode acarretar aumento de componentes fibrosos, comprometendo a fluidez adequada da preparação para passagem pelo equipo e/ou sonda. Diante disso, é importante seguir a quantidade exata dos ingredientes das preparações sugeridas nesse guia. O valor nutricional das preparações artesanais aqui descritas são estimativas baseadas em tabelas de composição de alimentos(30–32). Dessa forma, a composição, principalmente de micronutrientes, está sujeita as flutuações esperadas em alimentos *in natura*. Ademais, a composição do alimento está sujeita as limitações das tabelas utilizadas(32).

Todas as preparações artesanais tiveram consistência semilíquida e fluidez compatível para passagem por sonda de 12 French (4mm), mediante gravitação livre. A administração da dieta artesanal em *bolus* também pode ser recomendada e, talvez, seja a forma mais prática em nível domiciliar. Afim de evitar contaminação microbiológica e infecção alimentar, é importante que essas preparações sejam confeccionadas seguindo as boas práticas de manipulação de alimentos e sejam administradas em até 4h após sua preparação.

PREPARAÇÕES ARTESANAIS PROPOSTAS

Para que se consiga reproduzir as preparações artesanais descritas adiante, é fundamental que os alimentos sejam escolhidos adequadamente. Alguns alimentos são mais indicados que outros na preparação de dietas enterais artesanais. Dependendo do grau de maturação ou da forma de preparo, um alimento pode alterar positiva ou negativamente as características da dieta artesanal. Nesse contexto, alguns cuidados devem ser tomados:

- Preferir as frutas maduras e de época. Quanto menos madura uma fruta, mais consistente a sua polpa. Utilizar frutas ainda imaturas pode gerar preparações bastante viscosas e de difícil fluidez. Os principais indicativos de maturação das frutas são cor e rigidez. Frutas como mamão, banana, goiaba, abacaxi e cajú se tornam mais amareladas quando maduras. Já frutas como laranja, limão e abacate apresentam um afinamento da casca quando maduras. As frutas da época geralmente são encontradas em bom estado de maturação;

- Preferir alimentos com maior teor de água. Alguns com maior teor de água auxilia na fluidez das preparações. Frutas como melão e melancia e hortaliças como alface e pepino são bons exemplos. Frutas cítricas mais fibrosas como laranja e limão, podem ter seu suco extraído e utilizado no preparo das dietas artesanais;

- Atenção aos alimentos espessantes. Alimentos ricos em amido como arroz, macaxeira e batata podem levar ao espessamento das dietas artesanais, pois podem gerar um processo chamado de "gelatinização". Sempre que utilizar alguns desses alimentos é importante observar a quantidade e a temperatura para que não ocasione aumento da viscosidade da dieta;

- Atenção aos alimentos fibrosos. Alimentos com grandes teor de fibras podem comprometer a fluidez das preparações artesanais, uma vez que a maior parte dessas estruturas não se dissolvem em água, gerando partículas em suspensão na dieta. Uma forma de reduzir essas partículas é remover a casca dos alimentos e evitar alimentos fibrosos como brócolis e couve flor, por exemplo. Outra opção também é cozinhar esses alimentos, pois a alta temperatura atenua a quantidade de fibras;

- Eviar cortes de carnes ricas em colágeno. O colágeno é capaz de se gelatinizar na água, não se dissolvendo e conferindo espessamento as dietas enterais artesanais. Alcatra, patinho, filé mignon e contrafilé são exemplos de cortes de carne com maior maciez e menor quantidade de colágeno;

- Atenção ao tempo de cozimento. O tempo de cozimento também é um fator importante quando se pretende obter uma boa fluidez. O cozimento mais longo atribui mais maciez ao alimento além de aumentar a concentração de água. Para não haver perda das vitaminas hidrossolúveis na água do cozimento, é importante que esta seja aproveitada na preparação da dieta, ao invés de ser desprezada.

Esses cuidados são importantes para melhorar a fluidez das dietas evitando a presença de partículas que venham a obstruir a sonda. Porém, não garante a total ausência dessas partículas. Para isso é fundamental que todas as preparações artesanais sejam liquidificadas e coadas antes de serem administradas ao paciente. O tamanho do poro da peneira utilizada vai determinar a eficácia da filtragem, quanto menor o poro, mais partículas serão retidas. É importante que o manipulador não force a passagem da dieta artesanal pela peneira.

As preparações artesanais descritas a seguir foram planejadas com o intuito de oferecer aproximadamente 400 Kcal por etapa. Assim, no planejamento nutricional, o nutricionista pode escolher o número de preparações diárias conforme a necessidade energética de cada paciente. As preparações principais sugeridas nesse guia possuem a seguinte distribuição de macronutrientes: 17 a 22% de proteínas, 27 a 38% de lipídeos e 40 a 52% de carboidratos. O custo final das preparações propostas variou de R$ 2,21 a R$ 4,00 (calculado em maio de 2018), com média de R$0,80/100 Kcal da preparação, valor considerado bastante acessível. As preparações complementares podem ser ofertadas entre as preparações principais para atingir a necessidade energética dos pacientes. Seguem as preparações a seguir:

<table>
<tr><td colspan="5" align="center">PREPARAÇÃO PRINCIPAL 01</td></tr>
<tr><td rowspan="2">Ingredientes</td><td rowspan="2">Quantidade Total</td><td rowspan="2">Medida Caseira</td><td colspan="2" align="center">Custo (R$)</td></tr>
<tr><td>Kg ou L</td><td>Total</td></tr>
<tr><td>Água potável</td><td>250 mL</td><td>1 copo americano</td><td>---</td><td>--</td></tr>
<tr><td>Alho</td><td>5 g</td><td>1 dente G</td><td>22,89</td><td>0,11</td></tr>
<tr><td>Azeite de oliva</td><td>10 mL</td><td>1 colher de sopa</td><td>35,69</td><td>0,36</td></tr>
<tr><td>Cebola</td><td>35 g</td><td>1/4 unidade M</td><td>1,13</td><td>0,04</td></tr>
<tr><td>Clara de ovo</td><td>40 g</td><td>1 unidade</td><td>10,67</td><td>0,64</td></tr>
<tr><td>Gengibre em pó</td><td>5 g</td><td>1/2 colher de sopa</td><td>22,08</td><td>0,11</td></tr>
<tr><td>Goma de mandioca</td><td>50 g</td><td>1/2 xícara de chá</td><td>14,99</td><td>0,75</td></tr>
<tr><td>Leite integral</td><td>45 mL</td><td>1/4 de xícara de chá</td><td>2,69</td><td>0,12</td></tr>
<tr><td>Limão</td><td>15 g</td><td>1/2 unidade M</td><td>5,59</td><td>0,08</td></tr>
<tr><td>Peixe (merluza)</td><td>45 g</td><td>1 filé P</td><td>21,25</td><td>0,96</td></tr>
<tr><td></td><td></td><td></td><td></td><td>3,16</td></tr>
<tr><td align="center">PROTEÍNAS (g)</td><td align="center">LIPÍDEOS (g)</td><td align="center">CARBOIDRATOS (g)</td><td align="center">FIBRAS (g)</td><td align="center">ENERGIA (Kcal)</td></tr>
<tr><td align="center">21,3</td><td align="center">12,3</td><td align="center">52,5</td><td align="center">1,8</td><td align="center">406</td></tr>
</table>

Valor Nutritivo da Preparação: Boa fonte de cálcio; fonte de vitamina C, sódio e ferro.

MODO DE PREPARO:

1. Em uma panela coloque a clara de ovo, peixe, leite, azeite e 100mL de água e deixe cozinhar em fogo regular por aproximadamente 10 minutos.
2. Aguarde esfriar e junte o restante dos ingredientes.
3. Adicione mais 150 mL de água potável e bata no liquidificador por no mínimo 3 minutos ou até que a preparação esteja homogênea.
4. Coe em peneira de malha fina.

OBSERVAÇÕES E SUGESTÕES:

Se a goma de mandioca for misturada com os demais ingredientes ainda quentes, formará um gel que irá dificultar a passagem pela peneira e/ou pela sonda, por isso é muito importante esperar esfriar.

Rendimento total: 450 mL

Resíduo: 3,50 g

<table>
<tr><td colspan="6" align="center">PREPARAÇÃO PRINCIPAL 02</td></tr>
<tr><td rowspan="2">Ingredientes</td><td rowspan="2">Quantidade Total</td><td rowspan="2">Medida Caseira</td><td colspan="2">Custo (R$)</td><td></td></tr>
<tr><td>Kg ou L</td><td colspan="2">Total</td></tr>
<tr><td>Água potável</td><td>250 mL</td><td>1 copo americano</td><td>---</td><td colspan="2">--</td></tr>
<tr><td>Açafrão da terra</td><td>5g</td><td>1/2 colher de sopa</td><td>165,80</td><td colspan="2">0,83</td></tr>
<tr><td>Alho</td><td>5 g</td><td>1 dente G</td><td>22,89</td><td colspan="2">0,11</td></tr>
<tr><td>Cará</td><td>100 g</td><td>2 rodelas M</td><td>3,98</td><td colspan="2">0,40</td></tr>
<tr><td>Cebola</td><td>35 g</td><td>1/4 de unidade M</td><td>1,13</td><td colspan="2">0,04</td></tr>
<tr><td>Gengibre em pó</td><td>5 g</td><td>1/4 colher de sopa</td><td>22,08</td><td colspan="2">0,11</td></tr>
<tr><td>Grão de bico</td><td>35 g</td><td>1/4 de xícara de chá</td><td>23,58</td><td colspan="2">0,82</td></tr>
<tr><td>Leite integral</td><td>45 mL</td><td>1/4 de xícara de chá</td><td>2,69</td><td colspan="2">0,12</td></tr>
<tr><td>Sardinha em conserva sem óleo</td><td>40 g</td><td>1/2 lata</td><td>27,95</td><td colspan="2">1,12</td></tr>
<tr><td></td><td></td><td></td><td></td><td colspan="2">3,55</td></tr>
<tr><td>PROTEÍNAS (g)</td><td>LIPÍDEOS (g)</td><td>CARBOIDRATOS (g)</td><td colspan="2">FIBRAS (g)</td><td>ENERGIA (Kcal)</td></tr>
<tr><td>18,8</td><td>13,7</td><td>52,2</td><td colspan="2">8,8</td><td>408</td></tr>
</table>

Valor Nutritivo da Preparação: Excelente fonte de cálcio e ferro; fonte de vitamina C.

MODO DE PREPARO:

1. Em uma panela coloque o cará e o grão de bico e deixe cozinhar em fogo regular até ficarem macios.
2. Adicione 250 mL de água potável, o restante dos ingredientes e bata no liquidificador por no mínimo 3 minutos ou até que a preparação esteja homogênea.
3. Coe em peneira de malha fina.

OBSERVAÇÕES E SUGESTÕES:

Para administração via sonda nasogástrica, pode acrescentar até 100 mL a mais de água potável afim de diminuir a consistência. Atenção apenas ao volume final.

Rendimento total: 400 mL

Resíduo: 24 g

PREPARAÇÃO PRINCIPAL 03

Ingredientes	Quantidade Total	Medida Caseira	Custo (R$)	
			Kg ou L	Total
Água potável	250 mL	1 copo americano	---	--
Alho	5 g	1 dente G	22,89	0,12
Azeite de oliva	10 mL	1 colher de sopa	35,69	0,36
Cebola	35 g	1/4 de unidade M	1,13	0,04
Coentro	10 g	1 xícara de chá rasa	1,89	0,02
Grão de bico	70 g	1/2 xícara de chá	23,58	1,65
Limão	5 g	1/2 unidade P	5,59	0,03
				2,21

PROTEÍNAS (g)	LIPÍDEOS (g)	CARBOIDRATOS (g)	FIBRAS (g)	ENERGIA (Kcal)
18,1	14,3	50,6	10,7	403

Valor Nutritivo da Preparação: Excelente fonte de cálcio, ferro e vitamina C.

MODO DE PREPARO:

1. Higienize os vegetais.
2. Em uma panela coloque o grão de bico e deixe cozinhar em fogo regular até fique macio.
3. Adicione 250 mL de água potável, o restante dos ingredientes e bata no liquidificador por no mínimo 3 minutos ou até que a preparação esteja homogênea.
4. Coe em peneira de malha fina.

OBSERVAÇÕES E SUGESTÕES:

Para administração via sonda nasogástrica, pode acrescentar até 100 mL a mais de água potável afim de diminuir a consistência. Atenção apenas ao volume final. É possível acrescentar açafrão ou gengibre para agregar propriedades funcionais e antioxidantes à preparação.

Rendimento total: 400 mL

Resíduo: Desconsiderado

<table>
<tr><td colspan="5" align="center">PREPARAÇÃO PRINCIPAL 04</td></tr>
<tr><td rowspan="2">Ingredientes</td><td rowspan="2">Quantidade Total</td><td rowspan="2">Medida Caseira</td><td colspan="2" align="center">Custo (R$)</td></tr>
<tr><td>Kg ou L</td><td>Total</td></tr>
<tr><td>Água potável</td><td>150 mL</td><td>3/4 copo americano</td><td>---</td><td>--</td></tr>
<tr><td>Alho</td><td>10 g</td><td>2 dentes G</td><td>22,89</td><td>0,22</td></tr>
<tr><td>Arroz branco</td><td>34 g</td><td>1/4 de xícara de chá</td><td>2,59</td><td>0,08</td></tr>
<tr><td>Aveia em flocos</td><td>25 g</td><td>1/4 de xícara de chá</td><td>13,95</td><td>0,35</td></tr>
<tr><td>Gengibre em pó</td><td>10 g</td><td>1 colher de sopa</td><td>22,08</td><td>0,22</td></tr>
<tr><td>Leite de coco</td><td>50 mL</td><td>1/4 de xícara de chá</td><td>11,50</td><td>0,58</td></tr>
<tr><td>Peixe (merluza)</td><td>45 g</td><td>1 filé P</td><td>21,25</td><td>0,96</td></tr>
<tr><td>Tomate</td><td>55 g</td><td>1/2 unidade M</td><td>2,29</td><td>0,13</td></tr>
<tr><td></td><td></td><td></td><td></td><td>2,54</td></tr>
<tr><td align="center">PROTEÍNAS (g)</td><td align="center">LIPÍDEOS (g)</td><td align="center">CARBOIDRATOS (g)</td><td align="center">FIBRAS (g)</td><td align="center">ENERGIA (Kcal)</td></tr>
<tr><td align="center">20,1</td><td align="center">12,6</td><td align="center">50,0</td><td align="center">6,1</td><td align="center">394</td></tr>
</table>

Valor Nutritivo da Preparação: Boa fonte de ferro e vitamina C; fonte de cálcio.

MODO DE PREPARO:

1. Higienizar o tomate e o alho.
2. Em uma panela coloque o peixe, alho e tomate no leite de coco e o arroz e deixe cozinhar em fogo regular até que o arroz fique cozido.
3. Aguarde esfriar e junte o restante dos ingredientes.
4. Adicione 150 mL de água potável e bata no liquidificador por no mínimo 3 minutos ou até que a preparação esteja homogênea.
5. Coe em peneira de malha fina.

OBSERVAÇÕES E SUGESTÕES:

Para administração via sonda nasogástrica, pode acrescentar até 70 mL a mais de água potável afim de diminuir a consistência. Atenção apenas ao volume final.

Rendimento total: 430 mL

Resíduo: Desconsiderado

<table>
<tr><td colspan="5" align="center">PREPARAÇÃO PRINCIPAL 05</td></tr>
<tr><td rowspan="2">Ingredientes</td><td rowspan="2">Quantidade Total</td><td rowspan="2">Medida Caseira</td><td colspan="2" align="center">Custo (R$)</td></tr>
<tr><td>Kg ou L</td><td>Total</td></tr>
<tr><td>Água potável</td><td>150 mL</td><td>3/4 copo americano</td><td>---</td><td>--</td></tr>
<tr><td>Aveia em flocos</td><td>25 g</td><td>1/4 de xícara de chá</td><td>13,95</td><td>0,35</td></tr>
<tr><td>Azeite de oliva</td><td>10 mL</td><td>1 colher de sopa</td><td>35,69</td><td>0,35</td></tr>
<tr><td>Banana prata</td><td>80 g</td><td>1 unidade M</td><td>3,68</td><td>0,29</td></tr>
<tr><td>Clara de ovo</td><td>80 g</td><td>2 unidades</td><td>10,67</td><td>1,15</td></tr>
<tr><td>Leite integral</td><td>150 mL</td><td>3/4 copo americano</td><td>2,69</td><td>0,40</td></tr>
<tr><td>Mel de abelha</td><td>10g</td><td>1 colher de chá</td><td>66,45</td><td>0,66</td></tr>
<tr><td></td><td></td><td></td><td></td><td>3,20</td></tr>
<tr><td align="center">PROTEÍNAS (g)</td><td align="center">LIPÍDEOS (g)</td><td align="center">CARBOIDRATOS (g)</td><td>FIBRAS (g)</td><td align="center">ENERGIA (Kcal)</td></tr>
<tr><td align="center">20,1</td><td align="center">17,1</td><td align="center">52,6</td><td align="center">3,9</td><td align="center">445</td></tr>
</table>

Valor Nutritivo da Preparação: Excelente fonte de cálcio e vitamina C; fonte de ferro e vitamina A.

MODO DE PREPARO:

1. Descasque a banana, separe a clara da gema dos dois ovos.
2. Em uma panela coloque as claras, o leite e o mel e deixe cozinhar em fogo regular por 10 minutos.
3. Aguarde esfriar e junte o restante dos ingredientes.
4. Adicione 150 mL de água potável e bata no liquidificador por no mínimo 3 minutos ou até que a preparação esteja homogênea.
5. Coe em peneira de malha fina.

OBSERVAÇÕES E SUGESTÕES:

--

Rendimento total: 400 mL

Resíduo: Desconsiderado

<table>
<tr><td colspan="5" align="center">PREPARAÇÃO PRINCIPAL 06</td></tr>
<tr><td rowspan="2">Ingredientes</td><td rowspan="2">Quantidade Total</td><td rowspan="2">Medida Caseira</td><td colspan="2" align="center">Custo (R$)</td></tr>
<tr><td>Kg ou L</td><td>Total</td></tr>
<tr><td>Água potável</td><td>150 mL</td><td>3/4 copo americano</td><td>---</td><td>--</td></tr>
<tr><td>Açafrão da terra</td><td>5 g</td><td>1/2 colher de sopa</td><td>165,80</td><td>0,83</td></tr>
<tr><td>Alho</td><td>10 g</td><td>2 dentes G</td><td>22,89</td><td>0,22</td></tr>
<tr><td>Azeite de oliva</td><td>10 mL</td><td>1 colher de sopa</td><td>35,69</td><td>0,35</td></tr>
<tr><td>Carne moída</td><td>25 g</td><td>1 colher de sopa</td><td>18,00</td><td>0,45</td></tr>
<tr><td>Cebola</td><td>35 g</td><td>1/4 de unidade M</td><td>1,13</td><td>0,04</td></tr>
<tr><td>Feijão cru</td><td>65 g</td><td>1/2 xícara de chá</td><td>3,99</td><td>0,26</td></tr>
<tr><td>Macarrão argolinha</td><td>80 g</td><td>1 xícara de chá</td><td>12,00</td><td>0,96</td></tr>
<tr><td>Tomate</td><td>55 g</td><td>1/2 unidade M</td><td>2,29</td><td>0,13</td></tr>
<tr><td></td><td></td><td></td><td></td><td>3,24</td></tr>
</table>

PROTEÍNAS (g)	LIPÍDEOS (g)	CARBOIDRATOS (g)	FIBRAS (g)	ENERGIA (Kcal)
19,5	14,6	51,5	13,7	415

Valor Nutritivo da Preparação: Exclente fonte de ferro e vitamina C; fonte de cálcio.

MODO DE PREPARO:

1. Higienize os vegetais.
2. Em uma panela coloque a carne moída, feijão, macarrão a cebola, cubra com água e deixe cozinhar em fogo regular até que o feijão esteja cozido.
3. Adicione 150 mL de água potável e o restante dos ingredientes bata no liquidificador por no mínimo 3 minutos ou até que a preparação esteja homogênea.
4. Coe em peneira de malha fina.

OBSERVAÇÕES E SUGESTÕES:

O tempo de cozimento do feijão é variável e pode ser necessário acrescentar mais água durante esse processo.

Rendimento total: 500 mL

Resíduo: Desconsiderado

<table>
<tr><th colspan="5">PREPARAÇÃO PRINCIPAL 07</th></tr>
<tr><td rowspan="2">Ingredientes</td><td rowspan="2">Quantidade Total</td><td rowspan="2">Medida Caseira</td><td colspan="2">Custo (R$)</td></tr>
<tr><td>Kg ou L</td><td>Total</td></tr>
<tr><td>Água potável</td><td>150 mL</td><td>3/4 copo americano</td><td>---</td><td>--</td></tr>
<tr><td>Banana prata</td><td>80 g</td><td>1 unidade M</td><td>3,68</td><td>0,29</td></tr>
<tr><td>Leite integral</td><td>150 mL</td><td>3/4 copo americano</td><td>2,69</td><td>1,15</td></tr>
<tr><td>Mel de abelha</td><td>10 g</td><td>1 colher de chá</td><td>66,45</td><td>0,66</td></tr>
<tr><td>Clara de ovo</td><td>80 g</td><td>2 unidades</td><td>10,67</td><td>1,15</td></tr>
<tr><td>Pasta de amendoim</td><td>25 g</td><td>1 ½ colher de sopa</td><td>30,00</td><td>0,75</td></tr>
<tr><td></td><td></td><td></td><td></td><td>4,00</td></tr>
<tr><td>PROTEÍNAS (g)</td><td>LIPÍDEOS (g)</td><td>CARBOIDRATOS (g)</td><td>FIBRAS (g)</td><td>ENERGIA (Kcal)</td></tr>
<tr><td>22,9</td><td>17,6</td><td>40,8</td><td>3,13</td><td>413</td></tr>
</table>

Valor Nutritivo da Preparação: Excelente fonte de vitamina C e cálcio; fonte de ferro.

MODO DE PREPARO:

1. Descasque a banana, separe a clara da gema dos dois ovos.
2. Em uma panela coloque as claras, o leite e o mel e deixe cozinhar em fogo regular por 10 minutos.
3. Adicione 150 mL de água potável e o restante dos ingredientes bata no liquidificador por no mínimo 3 minutos ou até que a preparação esteja homogênea.
4. Coe em peneira de malha fina.

OBSERVAÇÕES E SUGESTÕES:
--

Rendimento total: 400 mL

Resíduo: Desconsiderado

PREPARAÇÃO PRINCIPAL 08				
Ingredientes	**Quantidade Total**	**Medida Caseira**	**Custo (R$)**	
			Kg ou L	**Total**
Água potável	250 mL	1 copo americano	---	--
Açafrão da terra	5 g	1 colher de sopa	165,80	0,83
Alho	10 g	2 dentes G	22,89	0,22
Azeite de oliva	10 mL	1 colher de sopa	35,69	0,35
Cebola	35 g	1/2 de unidade M	1,13	0,04
Fígado (bovino)	55 g	1 bife M	8,29	0,46
Goma de mandioca	45 g	1/3 de xícara de chá	14,99	0,67
Sal	0,50 g	1 pitada	1,19	0,00
Tomate	55 g	1/2 unidade M	2,29	0,14
				2,71

PROTEÍNAS (g)	**LIPÍDEOS (g)**	**CARBOIDRATOS (g)**	**FIBRAS (g)**	**ENERGIA (Kcal)**
16,8	14,0	47,9	2,1	385

Valor Nutritivo da Preparação: Excelente fonte de ferro, de vitamina A e de vitamina C.

MODO DE PREPARO:

1. Higienize os vegetais.
2. Em uma panela coloque o fígado, o sal e a cebola, cubra com água e deixe cozinhar em fogo regular por aproximadamente 10 minutos.
3. Aguarde esfriar e junte o restante dos ingredientes.
4. Adicione 250 mL de água potável e bata no liquidificador por no mínimo 3 minutos ou até que a preparação esteja homogênea.
5. Coe em peneira de malha fina.

OBSERVAÇÕES E SUGESTÕES:

Se a goma de mandioca for mistura com os demais ingredientes ainda quentes, formará uma gelatina que não irá passar pela peneira, por isso é muito importante esperar esfriar.

Rendimento total: 450 mL

Resíduo: Desconsiderado

PREPARAÇÃO COMPLEMENTAR 01				
Ingredientes	Quantidade Total	Medida Caseira	Custo (R$)	
			Kg ou L	Total
Água de coco	150 mL	1 copo P	7,50	1,13
Extrato de soja em pó	20 g	2 colheres de sopa	14,60	0,29
Gengibre em pó	5 g	1/2 colher de sopa	22,08	0,11
Melancia	80 g	1 fatia M	1,59	0,13
Uva roxa	150 g	1 cacho M	13,98	2,09
				3,75

PROTEÍNAS (g)	LIPÍDEOS (g)	CARBOIDRATOS (g)	FIBRAS (g)	ENERGIA (Kcal)
9,2	5,8	42,7	3,8	260

Valor Nutritivo da Preparação: Boa fonte de cálcio, ferro e vitamina C.

MODO DE PREPARO:

1. Higienize as frutas.
2. Corte a melancia em pedaços pequenos.
3. Coloque todos os ingredientes no liquidificador e bata por aproximadamente 3 minutos.
4. Coe em peneira de malha fina.

OBSERVAÇÕES E SUGESTÕES:

--

Rendimento total: 390 mL

Resíduo: 3 g

<table>
<tr><td colspan="6" align="center">PREPARAÇÃO COMPLEMENTAR 02</td></tr>
<tr><td rowspan="2">Ingredientes</td><td rowspan="2">Quantidade Total</td><td rowspan="2">Medida Caseira</td><td colspan="2" align="center">Custo (R$)</td></tr>
<tr><td>Kg ou L</td><td>Total</td></tr>
<tr><td>Azeite de oliva</td><td>10,00 mL</td><td>1 colher de sopa</td><td>35,69</td><td>0,36</td></tr>
<tr><td>Farinha de aveia</td><td>10 g</td><td>1 colher de sopa</td><td>15,99</td><td>0,16</td></tr>
<tr><td>Leite integral</td><td>120 mL</td><td>1/2 xícara de chá</td><td>2,99</td><td>0,36</td></tr>
<tr><td>Mel de abelha</td><td>20 mL</td><td>2 colheres de sopa</td><td>50,97</td><td>1,02</td></tr>
<tr><td></td><td></td><td></td><td></td><td>1,90</td></tr>
<tr><td>PROTEÍNAS (g)</td><td>LIPÍDEOS (g)</td><td>CARBOIDRATOS (g)</td><td>FIBRAS (g)</td><td>ENERGIA (Kcal)</td></tr>
<tr><td>5,3</td><td>28,9</td><td>14,8</td><td>0,9</td><td>270</td></tr>
</table>

Valor Nutritivo da Preparação: Boa fonte de cálcio.

MODO DE PREPARO:
1. Bata todos os ingredientes no liquidificador por aproximadamente 3 minutos.
2. Coe em peneira de malha fina.

OBSERVAÇÕES E SUGESTÕES:
--

Rendimento total: 190 mL

Resíduo: Desconsiderado

<table>
<tr><td colspan="5" align="center">PREPARAÇÃO COMPLEMENTAR 03</td></tr>
<tr>
<td rowspan="2">Ingredientes</td>
<td rowspan="2">Quantidade Total</td>
<td rowspan="2">Medida Caseira</td>
<td colspan="2" align="center">Custo (R$)</td>
</tr>
<tr>
<td>Kg ou L</td>
<td>Total</td>
</tr>
<tr><td>Castanha de caju</td><td>15 g</td><td>5 unidades</td><td>78,90</td><td>1,18</td></tr>
<tr><td>Leite integral</td><td>240 mL</td><td>1 xícara de chá</td><td>2,99</td><td>0,72</td></tr>
<tr><td>Maçã</td><td>80 g</td><td>1/2 unidade M</td><td>5,89</td><td>0,47</td></tr>
<tr><td>Pasta de amendoim</td><td>10 g</td><td>1 colher de chá</td><td>31,98</td><td>0,64</td></tr>
<tr><td></td><td></td><td></td><td></td><td>3,01</td></tr>
<tr>
<td align="center">PROTEÍNAS (g)</td>
<td align="center">LIPÍDEOS (g)</td>
<td align="center">CARBOIDRATOS (g)</td>
<td align="center">FIBRAS (g)</td>
<td align="center">ENERGIA (Kcal)</td>
</tr>
<tr>
<td align="center">13,2</td>
<td align="center">20,0</td>
<td align="center">30,5</td>
<td align="center">2,8</td>
<td align="center">355</td>
</tr>
</table>

Valor Nutritivo da Preparação: Excelente fonte de cálcio; fonte de ferro e vitamina A.

MODO DE PREPARO:

1. Higienize a maçã e em seguida corte a em cubos.
2. Adicione os demais ingredientes e bata por aproximadamente 3 minutos.
3. Coe em peneira de malha fina.

OBSERVAÇÕES E SUGESTÕES:

--

Rendimento total: 370 mL

Resíduo: 2 g

<table>
<tr><td colspan="5" align="center">PREPARAÇÃO COMPLEMENTAR 04</td></tr>
<tr><td rowspan="2">Ingredientes</td><td rowspan="2">Quantidade Total</td><td rowspan="2">Medida Caseira</td><td colspan="2" align="center">Custo (R$)</td></tr>
<tr><td>Kg ou L</td><td>Total</td></tr>
<tr><td>Extrato de soja em pó</td><td>3 g</td><td>1 colher de chá</td><td>14,60</td><td>0,04</td></tr>
<tr><td>Laranja</td><td>150 g (80 mL suco)</td><td>1/3 xícara de chá</td><td>2,48</td><td>0,37</td></tr>
<tr><td>Leite integral</td><td>120 mL</td><td>1/2 xícara de chá</td><td>2,99</td><td>0,36</td></tr>
<tr><td>Maracujá</td><td>210 g (90 g polpa)</td><td>1/2 xícara de chá</td><td>4,59</td><td>0,96</td></tr>
<tr><td>Mel de abelha</td><td>20 mL</td><td>2 colheres de sopa</td><td>50,97</td><td>1,02</td></tr>
<tr><td></td><td></td><td></td><td></td><td>2,75</td></tr>
<tr><td align="center">PROTEÍNAS (g)</td><td align="center">LIPÍDEOS (g)</td><td align="center">CARBOIDRATOS (g)</td><td align="center">FIBRAS (g)</td><td align="center">ENERGIA (Kcal)</td></tr>
<tr><td align="center">7,3</td><td align="center">6,6</td><td align="center">40,2</td><td align="center">1,2</td><td align="center">250</td></tr>
</table>

Valor Nutritivo da Preparação: Excelente fonte de vitamina C; boa fonte de cálcio e vitamina A.

MODO DE PREPARO:
1. Separe a polpa do maracujá e o suco da laranja.
2. Coloque todos os ingredientes no liquidificador e bata por aproximadamente 3 minutos.
3. Coe em peneira de malha fina.

OBSERVAÇÕES E SUGESTÕES:
--

Rendimento total: 310 mL

Resíduo: 1,5 g

<table>
<tr><td colspan="5" align="center">PREPARAÇÃO COMPLEMENTAR 05</td></tr>
<tr><td rowspan="2">Ingredientes</td><td rowspan="2">Quantidade Total</td><td rowspan="2">Medida Caseira</td><td colspan="2" align="center">Custo (R$)</td></tr>
<tr><td>Kg ou L</td><td>Total</td></tr>
<tr><td>Castanha do Pará</td><td>10 g</td><td>2 unidades M</td><td>54,90</td><td>0,55</td></tr>
<tr><td>Leite desnatado</td><td>120 mL</td><td>1/2 xícara de chá</td><td>2,99</td><td>0,36</td></tr>
<tr><td>Mel de abelha</td><td>10 mL</td><td>1 colher de sopa</td><td>50,97</td><td>0,51</td></tr>
<tr><td>Pasta de amendoim</td><td>35 g</td><td>1 colher de sopa</td><td>31,98</td><td>1,12</td></tr>
<tr><td></td><td></td><td></td><td></td><td>2,54</td></tr>
<tr><td align="center">PROTEÍNAS (g)</td><td align="center">LIPÍDEOS (g)</td><td align="center">CARBOIDRATOS (g)</td><td align="center">FIBRAS (g)</td><td align="center">ENERGIA (Kcal)</td></tr>
<tr><td align="center">14,1</td><td align="center">27,9</td><td align="center">22,2</td><td align="center">2,9</td><td align="center">396</td></tr>
<tr><td colspan="5">Valor Nutritivo da Preparação: Excelente fonte de cálcio; boa fonte de ferro.</td></tr>
<tr><td colspan="5">MODO DE PREPARO:
1. Coloque todos os ingredientes no liquidificador e bata por aproximadamente 3 minutos.
2. Coe em peneira de malha fina.</td></tr>
<tr><td colspan="5">OBSERVAÇÕES E SUGESTÕES:
--</td></tr>
<tr><td colspan="5">Rendimento total: 370 mL</td></tr>
<tr><td colspan="5">Resíduo: Desconsiderado</td></tr>
</table>

ORIENTAÇÕES GERAIS

As orientações gerais para os pacientes em uso da TNED são importantes para prevenir complicações relacionadas a esse tipo de terapia. A presença de complicações pode prejudicar o êxito do tratamento e impedir a recuperação ou manutenção do estado nutricional desses pacientes. Diante disso, sugerimos a seguir orientações nutricionais gerais para pacientes adultos e idosos em uso da TNED. A seguir estão descritas as orientações gerais para dieta artesanal, para dieta industrializada, para administração da dieta e lavagem da sonda, e para o manejo de complicações relacionadas a TNE.

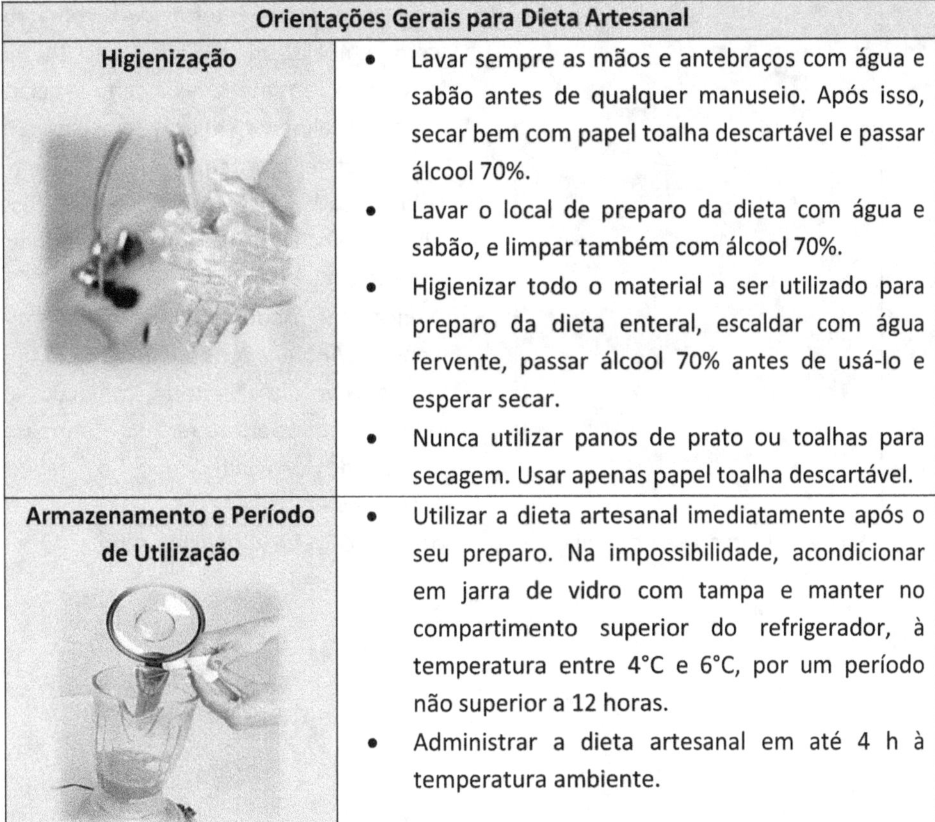

Orientações Gerais para Dieta Artesanal	
Higienização	• Lavar sempre as mãos e antebraços com água e sabão antes de qualquer manuseio. Após isso, secar bem com papel toalha descartável e passar álcool 70%. • Lavar o local de preparo da dieta com água e sabão, e limpar também com álcool 70%. • Higienizar todo o material a ser utilizado para preparo da dieta enteral, escaldar com água fervente, passar álcool 70% antes de usá-lo e esperar secar. • Nunca utilizar panos de prato ou toalhas para secagem. Usar apenas papel toalha descartável.
Armazenamento e Período de Utilização	• Utilizar a dieta artesanal imediatamente após o seu preparo. Na impossibilidade, acondicionar em jarra de vidro com tampa e manter no compartimento superior do refrigerador, à temperatura entre 4°C e 6°C, por um período não superior a 12 horas. • Administrar a dieta artesanal em até 4 h à temperatura ambiente.

Fonte: Adaptado de Santos, Bottoni e Morais(10).

<table>
<tr><td colspan="2" align="center">Orientações Gerais para Dieta Industrializada</td></tr>
<tr>
<td align="center">Higienização 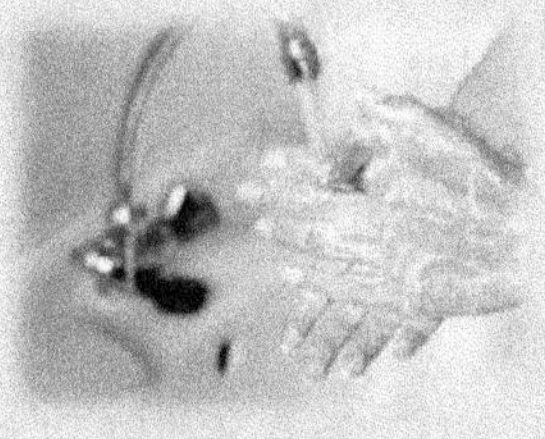</td>
<td>
<ul>
<li>Lavar sempre as mãos e antebraços com água e sabão antes de manipular fórmulas ou sistemas de administração. Após isso, secar bem com papel toalha descartável.</li>
<li>Antes de envasar no frasco descartável uma dieta de sistema aberto, higienizar a embalagem com água, sabão e álcool 70% e agite o produto antes do envase.</li>
<li>Evitar tocar em qualquer parte do recipiente ou do sistema de administração que entrará em contato com a fórmula.</li>
</ul>
</td>
</tr>
<tr>
<td align="center">Armazenamento e Período de Utilização 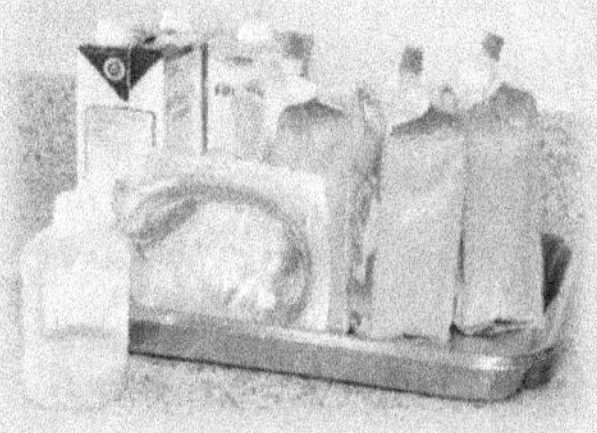</td>
<td>
<ul>
<li>Manter as embalagens das dietas em lugar seco, fresco, à temperatura ambiente e longe do calor.</li>
<li>Utilizar as dietas enterais de sistema aberto com embalagem violada até 24 horas, estando armazenadas em geladeira, preferencialmente em prateleira exclusiva.</li>
<li>As dietas em sistema aberto devem ser administradas em até 4 horas. No caso do sistema fechado, verificar o período de infusão com o fabricante.</li>
<li>Nunca usar produtos com data de validade vencida. Anotar no frasco a data e o horário em que a dieta enteral começou a ser administrada para que não ultrapasse o prazo de validade que o fabricante recomenda.</li>
</ul>
</td>
</tr>
</table>

Fonte: Adaptado de Coppini e Vasconcelos(33) e Oliveira e Waitzerbg(34).

<table>
<tr><td>Administração</td><td>

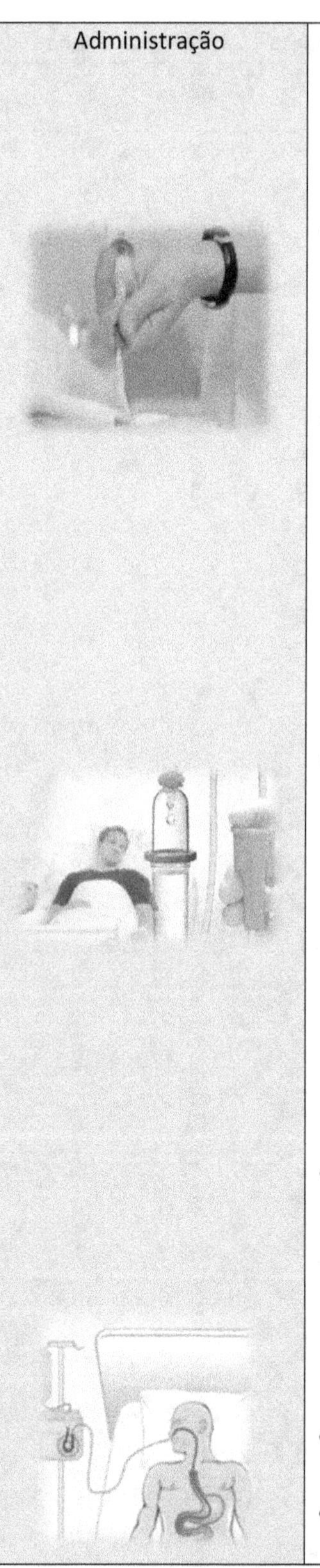

- Sempre administre dieta e água filtrada e/ou fervida à temperatura ambiente. Se a dieta estiver guardada na geladeira, é preciso retirar o frasco e deixá-lo em temperatura ambiente por 30 minutos antes de administrá-lo.
- Administração em *bolus*: aspirar a dieta com uma seringa e conectá-la na sonda. Lentamente, empurrar o êmbolo da seringa para infundir a dieta aos poucos, a fim de evitar problemas digestivos devido a uma administração muito rápida.
- Administração gravitacional: conectar o equipo ao frasco plástico descartável ou diretamente no frasco da dieta (se for o sistema fechado). A pinça do equipo deve estar fechada. Suspender o frasco pelo menos 60 cm acima da cabeça do paciente. Abrir a pinça para permitir que o líquido escorra até o outro extremo do equipo, fechar a pinça, conectar o extremo do equipo na sonda e regular a velocidade de administração com o equipo.
- Administração por bomba de infusão: conectar o equipo da bomba de infusão com a pinça fechada ao frasco da dieta enteral. Suspender o frasco pelo menos 60 cm acima da cabeça do paciente. Abrir a pinça para permitir que a dieta corra até o outro extremo do equipo. Fechar a pinça. Colocar o equipo na bomba de infusão e seguir as instruções corretas de cada bomba. Conectar o extremo do equipo à sonda e regular a velocidade de administração da dieta enteral. Abrir a pinça do equipo e iniciar a infusão.
- Em caso de paciente acamado, eleve a cabeceira da cama de 30 a 45 graus durante a administração da dieta. Mantenha-o nesta posição de 20 a 30 minutos após a infusão da dieta se a administração for intermitente ou por *bolus* (com seringa). Se for de forma contínua, mantenha a cabeceira da cama elevada de 30 a 45 graus durante todo o tempo.
- Se o paciente não estiver acamado, mantenha-o sentado durante toda a administração da dieta.
- Administre medicamentos por *bolus* com seringa,

</td></tr>
</table>

	de forma lenta. Dê preferência aos medicamentos líquidos. Caso seja sólido, triture até virar pó e acrescente água. • A infusão de medicamentos pode ser feita 30 minutos hora antes ou 30 minutos depois da dieta enteral.
Lavagem da Sonda	• Aspirar água com uma seringa e injetar na sonda para lavá-la sempre após cada etapa de administração de dieta e de medicamentos, e após a aspiração de resíduos gástricos. • Acondicionar e manter secas as seringas após sua utilização.

Fonte: Adaptado de Rocha et al. (3).

Orientações Gerais para o Manejo das Complicações	
Diarreia	• Administrar metade da dieta enteral e reduzir a velocidade de infusão. • Entrar em contato com médico ou nutricionista, caso persista. • Administrar dieta em temperatura ambiente. • Remover da dieta componentes não tolerados.
Obstipação	• Administrar água após a dieta e usar laxantes sob recomendação de médico ou nutricionista. • Utilizar fibras.
Náuseas e vômitos	• Verificar com médico ou enfermeiro a posição correta da sonda. • Manter o paciente em posição de 45 graus durante a administração da nutrição enteral. • Administrar a dieta lentamente e certificar-se quanto ao esvaziamento gástrico através da aferição do resíduo gástrico. • Administrar a dieta à temperatura ambiente. • Diminuir a oferta de líquidos.

Refluxo	<ul><li>Suspender dieta até identificar a causa do refluxo.</li><li>Elevar cabeceira a 30° ou mais.</li><li>Administrar a dieta lentamente e certificar-se quanto ao esvaziamento gástrico através da aferição do resíduo gástrico.</li><li>Diminuir a oferta de líquidos.</li></ul>
Distensão e dor abdominal	<ul><li>Reduzir o volume de dieta infundido e evitar dieta e/ou alimentos com lactose e sacarose.</li></ul>
Broncoaspiração	<ul><li>Elevar o paciente a mais que 30° ou deixá-lo em pé, mesmo que a dieta enteral tenha acabado.</li><li>Dirigir-se a uma unidade de pronto atendimento.</li></ul>
Resíduo gástrico	<ul><li>Quando a sonda for intragástrica, aspirar o resíduo gástrico com auxílio de uma seringa, antes de cada etapa de administração da dieta.</li><li>Se o volume do resíduo gástrico for superior a 200mL contatar médico ou nutricionista responsável.</li></ul>
Saída da sonda	<ul><li>Contatar o médico ou enfermeiro responsável. A sonda deve ser repassada por uma pessoa capacitada. Nunca tentar fazer este procedimento sem a ajuda de um profissional de saúde.</li></ul>

Fonte: Adaptado de Alves, Barone e Waitzberg(22) e Arribas et al.(35)

REFERÊNCIAS

1. Raymond JL, Ireton-Jones CS. Administração de Alimentos e Nutrientes: Métodos de Terapia Nutricional. In: Mahan LK, Escott-Stump S, Raymond JL. Alimentos, Nutrição e Dietoterapia. 13 ed. Elsevier Ltd; 2012. p. 306–24.

2. BRASIL. Resolução RDC n° 63, de 6 de julho de 2000. Aprova o Regulamento Técnico para fixar os requisitos mínimos exigidos para a Terapia de Nutrição Enteral. Brasília: ANVISA - Agência Nacional de Vigilância Sanitária; 2000. Available from: www.anvisa.gov.br

3. Rocha MHM, Alves CC, Catalani LA, Waitzberg DL. Indicações e Técnicas de Ministração em Nutrição Enteral. In: Waitzberg DL. Nutrição Oral, Enteral e Parenteral na Prática Clínica. 5 ed. São Paulo: Atheneu; 2017. p. 897–906.

4. BRASIL. Portaria n° 963, de 27 de maio de 2013. Brasília: Diário Oficial da União Federativa do Brasil; 2013.

5. Schieferdecker MEM, Kuretzki CH, Campos ACL, Malafaia O, Pinto JS de P, Nascimento NC do. Criação de protocolo eletrônico para terapia nutricional enteral domiciliar. ABCD Arq Bras Cir Dig (São Paulo). 2013;26(3):195–9.

6. Vasconcelos MIL. Nutrição Enteral. In: Nutrição clínica no adulto: guias de medicina ambulatorial e hospitalar. São Paulo: Manole; 2014. p. 527–61.

7. Cunha SFC, Sicchieri JMF, Unamuno MRDL, Borges NJBG, Marchini JS. Terapia Nutricional. In: Vannucchi H, Marchini JS. Nutrição Clínica. Rio de Janeiro: Guanabara Koogan; 2014. p. 78–95.

8. Ciosak SI, Matsuba CST, Silva MLT, Serpa LF, Poltronieri MJ. Acessos para Terapia de Nutrição Parenteral e Enteral. Assoc Médica Bras e Cons Fed Med. 2011;1–10.

9. Ireton-Jones CS, Russel MK. Alimento e nutrição: Terapia nutricional. In: Mahan LK, Raymond JL. Krause: Alimentos, Nutrição e Dietoterapia. 14 ed. Rio de Janeiro: Elsevier; 2018. p. 209–26.

10. Santos VFN dos, Bottoni A, Morais TB. Qualidade nutricional e microbiológica de dietas enterais artesanais padronizadas preparadas nas residências de pacientes em terapia nutricional domiciliar. Rev Nutr. 2013 Apr;26(2):205–14.

11. Lochs H, Allison SP, Meier R, Pirlich M, Kondrup J, Schneider S, et al. Introductory to the ESPEN Guidelines on Enteral Nutrition: Terminology, Definitions and General Topics. Clin Nutr. 2006 Apr;25(2):180–6.

12. Brasil. Resolução RDC n° 21, de 13 de maio de 2015. Dispõe sobre o regulamento técnico de fórmulas para nutrição enteral. Brasília: Diário Oficial da República Federativa do Brasil; 2015.

13. Davi CM, Korteba E, Fonte JCM, Ribeiro P, Rocha RGA. Terapia nutricional no paciente grave. 1st ed. Revinter; 2001. 244 p.

14. Baxter YC, Waitzberg DL, Pinotti HW, Cecconello I. Fórmulas enterais poliméricas especializadas. In: Waitzberg DL. Nutrição Oral, Enteral e Parenteral na Prática Clínica. 5 ed. Rio de Janeiro: Atheneu; 2017. p. 952–69.

15. Aguilar-Nascimento JE, Dock-Nascimento DB. Vias de Acesso Nutricional Enteral. In: Waitzberg DL. Nutrição Oral, Enteral e Parenteral na Prática Clínica. 5 ed. São Paulo: Atheneu; 2017. p. 907–20.

16. de Mutsert R, Grootendorst DC, Indemans F, Boeschoten EW, Krediet RT, Dekker FW. Association between serum albumin and mortality in dialysis patients is partly explained by inflammation, and not by malnutrition. J Ren Nutr. 2009 Mar [cited 2011 Feb 1];19(2):127–35.

17. Fujino V, Nogueira LABNS. Terapia nutricional enteral em pacientes graves: revisão de literatura. Vol. 14, Arq Ciênc Saúde. 2007. p. 220–6.

18. McClave SA, Taylor BE, Martindale RG, Warren MM, Johnson DR, Braunschweig C, et al. Guidelines for the Provision and Assessment of Nutrition Support Therapy in the Adult Critically Ill Patient: Society of Critical Care Medicine (SCCM) and American Society for Parenteral and Enteral Nutrition (A.S.P.E.N.). J Parenter Enter Nutr. 2016;40(2):159–211.

19. Coppini LZ, Sampaio H, Marco D, Martini C. Recomendações Nutricionais para adultos em Terapia Nutricional Enteral e Parenteral. Proj Diretrizes. 2011;IX:1–10.

20. Rocha MHM, Micheloni ND, Catalani LP, Waitzberg DL. Critérios de Decisão na Seleção de Dietas Enterais. In: Waitzberg DL. Nutrição Oral, Enteral e Parenteral na Prática Clínica. 5 ed. Rio de Janeiro: Atheneu; 2017. p. 1002–15.

21. Reis AMM, Carvalho REFL, Faria LMP, Oliveira RC, Zago KSA, Cavelagna MF, et al. Prevalence and clinical significance of interactions drug-enteral nutrition in Intensive Care Units. Rev Bras Enferm. 2014;67(1):85–90.

22. Alves JTM, Barone MG, Waitzberg DL. Complicações em terapia de nutrição enteral. In: Waitzberg DL. Nutrição Oral, Enteral e Parenteral na Prática Clínica. 5 ed. São Paulo: Atheneu; 2017. p. 1037–50.

23. Cirqueira AN, Caramico D, Poltronieri F, Frangella VS. Estudo bromatológico de fórmulas artesanais e proposta de protocolo ambulatorial de assistência nutricional enteral TT - Una propuesta de protocolo ambulatorial del cuidado enteral alimenticio TT - Bromatologic study of artisanal formulae and a proposal. Mundo saúde (Impr). 2009;33(4):467–79.

24. Araújo EM, Menezes HC. Composição centesimal, lisina disponível e digestibilidade in Vitro de proteínas de fórmulas para nutrição oral ou enteral. 2005;25(4):768–71.

25. Dereste G, Fonseca F, Silva MLT, Waitzberg DL. Terapia nutricional enteral domiciliar. In: Waitzberg DL. Nutrição Oral, Enteral e Parenteral na Prática Clínica. 5 ed. São Paulo: Atheneu; 2017. p. 1297–308.

26. Aanholt DPJ Van, Dias MCG, Marin ML de M, Silva MFB, Cruz MELF, Fusco SRG, et al. Terapia nutricional domiciliar. Rev Assoc Med Bras. 2012 Jul;58(4):408–11.

27. Detsky S, McLaughlin JR, Baker JP, Johnston N, Whittaker S, Mendelson R, et al. What is subjective global assessment of nutritional status? JPEN J Parenter Enteral Nutr. 1987;11(1):8–13.

28. Dreyer E, Brito S, Santos MR, Giordano LCRS. Nutrição enteral domiciliar: manual do usuário: como preparar e administrar a dieta por sonda. Campinas, SP: Hospital de Clínicas da UNICAMP; 2011. p. 33.

29. Borelli M, Carneiro MJL de S, Arengui D, Domene SMA. Padronização de dietas enterais não industrializadas para uso domiciliar: a experiência de Campinas. Demetra Aliment Nutr Saúde. Campinas, SP; 2014 Oct 4;9(3):45–52.

30. NEPA - Núcleo de Estudos e Pesquisas em Alimentação. Tabela

brasileira de composição de alimentos. NEPA - Unicamp. 2011;161.
31. IBGE. Pesquisa de Orçamentos Faminliares 2008-2009:Tabelas de Medidas Referidas para os Alimentos Consumidos no Brasil. Instituto Brasileiro de Geografia e Estatítica. 2011. 150 p.

32. Philippi ST. Tabela de composição de alimentos: suporte para decisão nutricional. 6 ed. Manole; 2017. 152 p.
33. Coppini LZ, Waitzberg DL. Complicaçõe sem Nutrição Enteral. In: Waitzberg DL. Nutrição Oral, Enteral e Parenteral na Prática Clínica. 4 ed. São Paulo: Atheneu; 2009. p. 907–17.
34. Oliveira GPC, Waitzberg DL. Contaminação Microbiológica em Nutrição Enteral. In: Waitzberg DL. Nutrição Oral, Enteral e Parenteral na Prática Clínica. 4 ed. São Paulo: Atheneu; 2009. p. 831–40.
35. Arribas L, Frías L, Creus G, Parejo J, Urzola C, Ashbaugh R, et al. Document of standardization of enteral nutrition access in adults. Nutr Hosp. 2014 Jul 1;30(1):1–14.

APÊNDICE I – Dietas enterais industrializadas

Dietas Padrão

CARACTERÍSTICAS	NORMOENERGÉTICA COM E SEM FIBRAS				
Produto	Nestlé				
	Isosource Soya	Isosource Standard	Fibersource	Novasource Senior	Isosource Soya Fiber
Apresentação	Tetra Square 1L		Tetra Square ou Sistema Fechado 1L		Tetra Square 1L
Densidade Energética (kcal/mL)	1,0		1,2		1,0
Macronutrientes CHO/PTN/LIP (%)	56/14/30		52/14/34	45/21/34	55/14/31
Macronutrientes CHO/PTN/LIP (g/100 mL)	17/4,4/4,1		16/4,3/4,6	14/6,5/4,7	17/4,4/4,3
Fibras (g/100mL)	--		1,5	-	1,7
Fonte de carboidratos	Maltodextrina (100%)				
Fonte de proteínas	Proteína isolada de soja (100%)	Caseinato de cálcio e sódio (88%), proteína isolada de soja (12%)	Caseinato de cálcio e sódio (100%)	Caseinato de cálcio e sódio (88%), proteína de soja (12%)	Proteína isolada de soja (100%)
Fonte de lipídios	TCM (47%), óleo de canola (44%), mono e diglicerídeos de ácidos graxos (5%), lecitina de soja (4%)	TCM (48%), óleo de canola (43%) mono e diglicerídeos de ácidos graxos (5%) lecitina de soja (4%)		Óleo de girassol (41%) óleo de canola (39%), TCM (9%), lecitina de soja (6%) mono e diglicerídeosde ácidos graxos (5%)	TCM (44%), óleo de canola (49%), mono e diglicerídeos de ácidos graxos (4%), lecitina de soja (3%)
Fonte de fibras	--	Goma guar parcialmente hidrolisada (59%), fibra de soja (41%)		-	Fibra de soja (55%), goma guar parcialmente hidrolisada (28%), inulina (17%)
Kcal não proteica/gN	149:1		156:1	95:1	152:1
Relação ω3:ω6	--				
Osmolaridade (mOms/L)	260		290	291	220

CARACTERÍSTICAS	NORMOENERGÉTICA COM E SEM FIBRAS				
	Abbott		Danone		
Produto	Osmolite Plus HN	Jevity Plus	Nutrison	Nutrison Multi Fiber	Nutrison Protein Plus Multi Fiber
Apresentação	Sistema Fechado 1L		Tetra Pack ou Pack 1L		
Densidade Energética (kcal/mL)	1,2		1,0		1,2
Macronutrientes CHO/PTN/LIP (%)	52,5/18,5/29		49/16/35		
Macronutrientes CHO/PTN/LIP (g/100 mL)	15,8/5,6/3,9		12/4/3,9		6,3/14/4,9
Fibras (g/100mL)	--			1,5	
Fonte de carboidratos	Maltodextrina (100%)		Maltodextrina (91,5%), farinha de arroz (8,5%)		Maltodextrina (100%)
Fonte de proteínas	Caseinato de cálcio e sódio (100%)		Caseinato de sódio (25%), concentrado proteico do leite (35%), proteína isolada de soja (20%), proteína isolada de ervilha (20%)		Caseinato (100%)
Fonte de lipídios	Óleo de açafrão (48%), óleo de canola (28%), TCM (19%), lecitina (5%)		Óleo de de girassol (42,6%), óleo canola (37,5%), TCM (17,4%), óleo de peixe (2,5%)		Óleo de canola (60%), óleo de girassol (40%)
Fonte de fibras	--			NI	
Kcal não proteica/gN	110:1		132:1		102:1
Relação ω3:ω6	5:1		2,9:1		-
Osmolaridade (mOms/L)	295	365	255	250	280

CARACTERÍSTICAS	NORMOENERGÉTICA COM E SEM FIBRAS			
	Fresenius Kabi			
Produto	Fresubin Original	Fresubin Original Fibre	Fresubin Soya Fibre	Fresubin 1.2 HP Fibre
Apresentação	Easy Bag 500 mL, 1L ou 1,5 L		Easy Bag 1L	
Densidade Energética (kcal/mL)	1,0			1,2
Macronutrientes CHO/PTN/LIP (%)	55/15/30		53/15/32	50/20/30
Macronutrientes CHO/PTN/LIP (g/100 mL)	13,8/3,8/3,4		12,1/3,8/3,6	14/6/4,2
Fibras (g/100mL)	-	1,5	2,0	
Fonte de carboidratos	Maltodextrina (100%)		Maltodextrina (70%), frutose (30%)	Maltodextrina (100%)
Fonte de proteínas	Caseinato (50%), proteína isolada da soja (50%)		Proteína isolada de soja (100%)	Caseinato (100%)
Fonte de lipídios	Óleo de canola (73%), óleo de girassol (24%), óleo de peixe (3%)			Óleo de canola (72%), óleo de girassol (24%), óleo de peixe (4%)
Fonte de fibras	-	Inulina (45%), celulose monocristalina (38%), fibra de trigo (17%)	Inulina (35%), celulose monocristalina (20%), fibra de trigo (45%)	Inulina (50%), celulose monocristalina (17%), fibra de trigo (33%)
Kcal não proteica/gN	144:1		135:1	99:1
Relação ω3:ω6	2,3:1			2:1
Osmolaridade (mOms/L)	220		410	345

CARACTERÍSTICAS	HIPERENERGÉTICA COM E SEM FIBRAS					
	Abbott		**Fresenius Kabi**			
Produto	Osmolite Hical	Jevity Hical	Fresubin Energy	Fresubin Energy Fibre	Fresubin HP Energy	Fresubin Lipid
Apresentação	Sistema Fechado 1L		Easy Bag 500 mL, 1L ou 1,5 L		Easy Bag 500 mL ou 1L	Easy Bag 500 mL
Densidade Energética (kcal/mL)	1,5					
Macronutrientes CHO/PTN/LIP (%)	54,3/16,8/29	53,6/17/29,4	50/15/35		45/20/35	33/27/40
Macronutrientes CHO/PTN/LIP (g/100 mL)	20,4/4,9/4,9	21,6/6,4/5,0	18,8/5,6/5,8		17/7,5/5,8	12,4/10/6,7
Fibras (g/100mL)	-	2,2	-	1,5	-	1,2
Fonte de carboidratos	Maltodextrina (100%)	Maltodextrina (44,6%), xarope de milho (44,5%), fibras (10,9%)	Maltodextrina (100%)			Sacarose (41%), maltodextrina (59%)
Fonte de proteínas	Caseinato de cálcio e sódio (84%), isolado protéico de soja (16%)	caseinato de sódio (72%), proteína isolada de soja (17%), caseinato de cálcio (11%)	caseinato (78,5%), proteína do soro do leite (21,5%)	caseinato (50%), proteína isolada da soja (50%)	caseinato (80%), proteína do soro do leite (20%)	
Fonte de lipídios	Óleo de girassol (48,35%)	Óleo de canola (48%), óleo de milho (30%), TCM (19%), lecitina (3%)	Óleo de canola (73%)	Óleo de canola (73%), óleo de girassol (24%), óleo de peixe (3%)	TCM (57%), óleo de soja (37%), óleo de linhaça (3%), óleo de peixe (3%)	Óleo de peixe (34%), TCM (34%), óleo de açafrão (16,5%), óleo de girassol (15,5%)
Fonte de fibras	-	FOS (45%), fibra de soja (26%), fibra de aveia (14%), goma arábica (10%), carboximetil-celulose (5%)	-	Inulina (45%), celulose monocristalina (38%), fibra de trigo (17%)	-	Inulina (83%), fibra do trigo (17%)
Kcal não proteica/gN	127:1	122:1	145:1		102:1	68.5:1
Relação ω3:ω6	3,8:1	5,4:1	2,3:1		4:1	1,5:1
Osmolaridade (mOms/L)	392	396	330	325	300	340

Guia de Nutrição Enteral Ambulatorial e Domiciliar

CARACTERÍSTICAS	HIPERENERGÉTICA COM E SEM FIBRAS				
	Danone			Nestlé	
Produto	Nutrison Energy	Nutrison Energy Multi Fiber	Protison	Isosource 1.5	Novasource GL Control
Apresentação	Tetra Pack e Pack 1L		Pack 1L	Tetra Square 1L	Tetra Slim 200mL, Tetra Square 1L ou Sistema Fechado 1L
Densidade Energética (kcal/mL)	1,5		1,3	1,5	
Macronutrientes CHO/PTN/LIP (%)	48,9/16/35,1	49/16/35	50/23/27	41/17/42	48/16/36
Macronutrientes CHO/PTN/LIP (g/100 mL)	18/6/5,8	12/4/3,9	16/7,5/3,8	15/6,3/6,7	18/6,0/6,0
Fibras (g/100mL)	--	1,5		--	2,0
Fonte de carboidratos	Maltodextrina (100%)	Maltodextrina (89,2%), xarope de glicose (10,8%)	Maltodextrina (100%)		
Fonte de proteínas	Concentrado proteico do soro do leite (35%), caseinato de sódio (25%), proteína isolada de ervilha (20%), proteína isolada de soja (20%)	Caseinato de sódio (25%), concentrado proteico do leite (35%), proteína isolada de soja (20%), proteína isolada de ervilha (20%)	Caseinato (100%)	Caseinato de cálcio e sódio (100%)	Caseinato de cálcio e sódio obtido do leite de vaca (100%)
Fonte de lipídeos	Óleo de girassol (42,9%), óleo de canola (37,9%), TCM (17,5%),óleo de peixe (EPA + DHA) (1,7%)	Óleo de girassol (42,9%), óleo de canola (37,9%), TCM (17,5%), óleo de peixe (1,7%)	Óleo de canola (60%), óleo de girassol (40%)	Óleo de canola (42%), TCM (32%), óleo de soja (23%), mono e diglicerídeos de ácidos graxos (0,3%), lecitina de soja (2,7%)	Óleo de soja (57%), TCM (24%), óleo de canola (17%), lecitina de soja (2%)
Fonte de fibras	--				Goma guar parcialmente hidrolisada (100%)
Kcal não proteica/gN	132:1		82:1	122:1	134:1
Relação ω3:ω6	3,1:1		--		
Osmolaridade (mOms/L)	360	390	270	220	340

Guia de Nutrição Enteral Ambulatorial e Domiciliar

Dietas Especializadas

CARACTERÍSTICAS	DIETAS PARA CONTROLE GLICÊMICO					
	Abbott		Nestlé			Danone
Produto	Glucerna RTH	Glucerna 1.5	Novasource GC	Novasource GC 1.5 Kcal	Novasource GC HP	Diason
Apresentação	Sistema fechado 1L					Sistema aberto ou Tetra Pack 1L
Densidade Energética (kcal/mL)	1,0	1,5	1,2	1,5	1,1	1,0
Macronutrientes CHO/PTN/LIP (%)	34/17/49	35/20/45	34/18/48		42/22/36	45/17/38
Macronutrientes CHO/PTN/LIP (g/100 mL)	8,1/4,2/5,4	13/7,5/7,5	9,5/4,9/6,0		12/6,4/4,5	11/4,3/4,2
Fibras (g/100mL)	1,4	0,9	1,5		1,2	1,5
Fonte de carboidratos	Maltodextrina (63%), polissacarídeos de soja (17%), frutose (20%)	Maltodextrina (39,51%), isomaltulose (22,91%), frutose (18,19%), poliol (12,10%), FOS (6,05%), fibra de aveia (0,74%), fibra de soja (0,5%)	Amido de tapioca (49%), maltodextrina (35%), frutose (16%)		Maltodextrina (100%)	Amido de tapioca (80%), frutose (20%)
Fonte de proteínas	Caseinato de cálcio e sódio (100%)	Caseinato de cálcio e sódio (80%), isolado protéico de soja (20%)	Caseinato de cálcio e sódio (84%), proteína de soja (16%)		Caseinato de cálcio e sódio (88%), proteína isolada de soja (12%)	Proteína isolada da soja (100%)
Fonte de lipídios	Óleo de girassol (85%), óleo de canola (10%), lecitina (5%)	Óleo de canola (68%), óleo de girassol (30%), lecitina (2%)	Óleo de canola (98%), lecitina de soja (2%)		Óleo de girassol (70%), óleo de soja (26%), lecitina de soja (4%)	Óleo de canola (18%), óleo de girassol (82%)
Fonte de fibras	Polissacarídeo de soja (100%)	Fibra de aveia e fibra de soja (53%), FOS (47%)	Goma guar parcialmente hidrolisada (42%), fibra de soja (34%), inulina (24%)		Goma guar parcialmente hidrolisada (74%), fibra de soja (26%)	--
Kcal não proteica/gN	126:1	102:1	117:1		86:1	120:1

Relação ω3:ω6	-	2,7:1	--		
Osmolaridade (mOms/L)	300	614	300	220	300

CARACTERÍSTICAS	DIETAS PARA DOENÇA RENAL - TRATAMENTO CONSERVADOR E DIALÍTICO				
	Abbott		Nestlé	Danone	
Produto	Dialy Care HP	Novasource Renal	Nutri Renal	Nutri Renal D	Nutrison Advanced Nefro
Apresentação	Sistema Fechado 1L		Sistema Fechado 250 mL ou 1L,Tetra Pack 200 mL ou 1L	Envelope com rendimento de 300 mL	
Densidade Energética (kcal/mL)	1,8	2,0		1,3	
Macronutrientes CHO/PTN/LIP (%)	18/34/48	40/15/45	63/7/30	55/15/30	69/10/21
Macronutrientes CHO/PTN/LIP (g/100 mL)	15/8,1/9,8	20/7,4/10	31,6/3,3/6,6	27,5/7,5/6,6	23/3,2/3,0
Fibras (g/100mL)	1,3	--			
Fonte de carboidratos	Maltodextrina (77%), maltodextrina modificada (8%), sacarose (17%)	Xarope de milho (97%), frutose (3%)	Maltodextrina (100%)		
Fonte de proteínas	Caseinato de sódio, cálcio e magnésio (74%), proteína hidrolisada do leite (26%)	Caseinato de cálcio e sódio (95%), L-arginina (5%)	Proteína do soro do leite (60%), caseinato de cálcio (40%)	Caseinato (60,7%), aminoácidos essenciais (39,3%)	
Fonte de lipídios	Óleo de girassol (67%), óleo de canola (29%), lecitina (4%)	Óleo de girassol (68%), TCM (15%), óleo de milho (15%), lecitina de soja (2%)	Óleo de canola (44%), óleo de oliva (29%), TCM (15%), óleo de linhaça (12%)	Óleo de canola (70%), óleo de milho (30%)	
Fonte de fibras	FOS (100%)	--			
Kcal não proteica/gN	116:1	147:1	142:1	229:1	
Relação ω3:ω6	4,8:1	-	1,4:1	5:1	
Osmolaridade (mOms/L)	538	860	--	322	

CARACTERÍSTICAS	DIETAS PARA DOENÇAS HEPÁTICAS	
Produto	**Danone**	**Fresenius Kabi**
	Nutrison Advanced Hepato	**Fresubin Hepa**
Apresentação	Envelope com rendimento de 300 mL	Easy Bag 500 mL
Densidade Energética (kcal/mL)	1,3	
Macronutrientes CHO/PTN/LIP (%)	67/11/22	55/12/33
Macronutrientes CHO/PTN/LIP (g/100 mL)	-	17,4/4,0/4,7
Fibras (g/100mL)	-	1,0
Fonte de carboidratos	Maltodextrina (100%)	
Fonte de proteínas	Caseína (62%), AACR (38%)	Proteina isolada de soja (34%), AACR (31%), caseinato (27%), arginina (8%)
Fonte de lipídios	Óleo de canola (70%), óleo de milho (30%)	Óleo de canola (38,5%), TCM (36,3%), óleo de soja (25,2%)
Fonte de fibras	-	Polissacarideo de soja (100%)
Kcal não proteica/gN	203:1	178,5:1
Relação ω3:ω6	5:1	4:1
Osmolaridade (mOms/L)	365	330

CARACTERÍSTICAS	DIETAS IMUNOMODULADORAS			
Produto	Abbott	Nestlé	Danone	Fresenius Kabi
	Perative	Impact	Cubison	Recovan
Apresentação	Sistema Fechado 1L		Sistema aberto ou Tetra Pack 1L	Easy Bag 500 mL
Densidade Energética (kcal/mL)	1,3	1,0		
Macronutrientes CHO/PTN/LIP (%)	54,5/20,5/25	53/24/23	49,6/20,4/30	48/22/30
Macronutrientes CHO/PTN/LIP (g/100 mL)	17,7/6,7/3,7	14/6,5/2,8	12/5,5/3,3	12/5,5/3,3
Fibras (g/100mL)	-	-	1,5	-
Fonte de carboidratos	Maltodextrina (100%)			
Fonte de proteínas	Caseinato de sódio parcialmente hidrolisado (65%), hidrolisado de lactoalbumina (25%), L-arginina (10%)	Caseinato de cálcio e sódio (77%), L-arginina (23%)	Caseinato de cálcio e sódio (84,5%), L-arginina (15,5%)	Glutamina (50%), caseinato (38%), arginina (12%)
Fonte de lipídeos	Óleo de canola (40%), TCM (40%), óleo de milho (16%), lecitina (4%)	Óleo de peixe (67%), TCM (19%), óleo de milho (12%), lecitina de soja (2%)	Óleo de canola e girassol (76%), TCM (24%)	TCM (55%), óleo de açafrão (27%), óleo de peixe (15%), óleo de linhaça (3%)
Fonte de fibras	-	-	-	-
Kcal não proteica/gN	97:1	81:1	-	90:1
Relação ω3:ω6	-	-	5:1	2:1
Osmolaridade (mOms/L)	304	250	315	270

Guia de Nutrição Enteral Ambulatorial e Domiciliar

CARACTERÍSTICAS	DIETAS PARA DOENÇAS RESPIRATÓRIAS	
Produto	Nestlé	Danone
	Novasource O2	Nutrison Advanced Resp
Apresentação	Sistema Fechado 1L	Envelope com rendimento de 300 mL
Densidade Energética (kcal/mL)	1,5	1,6
Macronutrientes CHO/PTN/LIP (%)	32/20/48	29/16/55
Macronutrientes CHO/PTN/LIP (g/100 mL)	17,4/7,7/8,0	12/6,6/9,8
Fibras (g/100mL)	8,0	-
Fonte de carboidratos	Maltodextrina (100%)	
Fonte de proteínas	Proteina isolada de soja (34%), AACR (31%), caseinato (27%), arginina (8%)	Caseina (75%), lactoalbumina (25%)
Fonte de lipídeos	Óleo de canola (38,5%), TCM (36,3%), óleo de soja (25,2%)	TCM (48%), óleo de canola (34%), óleo de milho (14%), óleo de peixe (4%)
Fonte de fibras	Polissacarideo de soja (100%)	-
Kcal não proteica/gN	178,5:1	125:1
Relação ω3:ω6	4:1	4:1
Osmolaridade (mOms/L)	330	240

Guia de Nutrição Enteral Ambulatorial e Domiciliar

CARACTERÍSTICAS	OLIGOMÉRICAS		
Produto	**Abbott**	**Danone**	**Fresenius Kabi**
	Alitraq	**Peptisorb**	**Survimed OPD**
Apresentação	Envelope com rendimento de 300 mL	Tetra Pack ou Pack 1L	Easy Bag com 500 mL e 1L
Densidade Energética (kcal/mL)	1,0		
Macronutrientes CHO/PTN/LIP (%)	65,7/21,1/13,2	69/16/15	57/18/25
Macronutrientes CHO/PTN/LIP (g/100 mL)	16,4/5,27/1,5	18/4,0/1,7	14,3/4,5/2,8
Fibras (g/100mL)	--		
Fonte de carboidratos	Maltodextrina (85%), sacarose (10%), frutose (5%)	Maltodextrina (100%)	
Fonte de proteínas	Aminoácidos livres (47%), hidrolisado de soja e lactoalbumina (42%), proteina do soro do leite concentrado (11%)	Hidrolisado de lactoalbumina: Peptídeos (80%), aminoacidos livres (20%)	Proteina do soro do leite hidrolisada (100%)
Fonte de lipídeos	TCM (53%), óleo de açafrão (47%)	Óleo de soja (50%), TCM (50%)	TCM (51,3%), óleo de canola (32%), óleo de açafrão (12,4%), óleo de peixe (4,3%)
Fonte de fibras	--		
Kcal não proteica/gN	94:1	131:1	117:1
Relação ω3:ω6	-	7,8:1	3,5:1
Osmolaridade (mOms/L)	480	455	300

CARACTERÍSTICAS	OLIGOMÉRICAS				
	Nestlé				
Produto	Peptamen Prebio	Peptamen 1.5	Peptamen ARG	Peptamen AF	Peptamen HN
Apresentação	Sistema Fechado 1L			Tetra Square 1L	
Densidade Energética (kcal/mL)	1,0	1,5		1,2	1,3
Macronutrientes CHO/PTN/LIP (%)	49/16/35	49/18/33	37/25/38	25/35/40	47/20/33
Macronutrientes CHO/PTN/LIP (g/100 mL)	12/4,0/3,9	19/6,8/19	14/9,4/6,4	11/7,6/5,5	16/6,6/4,9
Fibras (g/100mL)	0,6	--		0,7	--
Fonte de carboidratos	Maltodextrina (91%), amido de milho (9%)	Matodextrina (94%), amido de milho (6%)	Maltodextrina (86%), amido de milho (14%)	Maltodextrina (90%), amido de milho (10%)	Maltodextrina (96%), amido de milho (4%)
Fonte de proteínas	Proteína do soro do leite hidrolisada (100%)	Proteína do soro do leite hidrolisada (100%)	Caseína do soro do leite hidrolisada (82%) L-Arginina (18%)	Proteína do soro do leite hidrolisada (100%)	Proteína do soro do leite hidrolisada (100%)
Fonte de lipídeos	TCM (73%), óleo de soja (21%), lecitina de soja (6%)	TCM (78%), óleo de soja (16%), lecitina de soja (6%)	TCM (50%), óleo de peixe (25%), óleo de soja (19%), lecitina de soja (6%)	TCM (57%), óleo de peixe (19%), óleo de soja (19%), lecitina de soja (5%)	TCM (76%), óleo de soja (17%), lecitina de soja (5%), mono e diglicerideos de AG (2%)
Fonte de fibras	Inulina (51%), FOS (49%)	--		FOS (70%), inulina (30%)	--
Kcal não proteica/gN	133:1	119:1	77:1	78:1	--
Relação ω3:ω6	--				
Osmolaridade (mOms/L)	200	450	410	290	390

APÊNDICE II – Fluxograma da Assistência Nutricional Ambulatorial em Terapia Nutricional Enteral

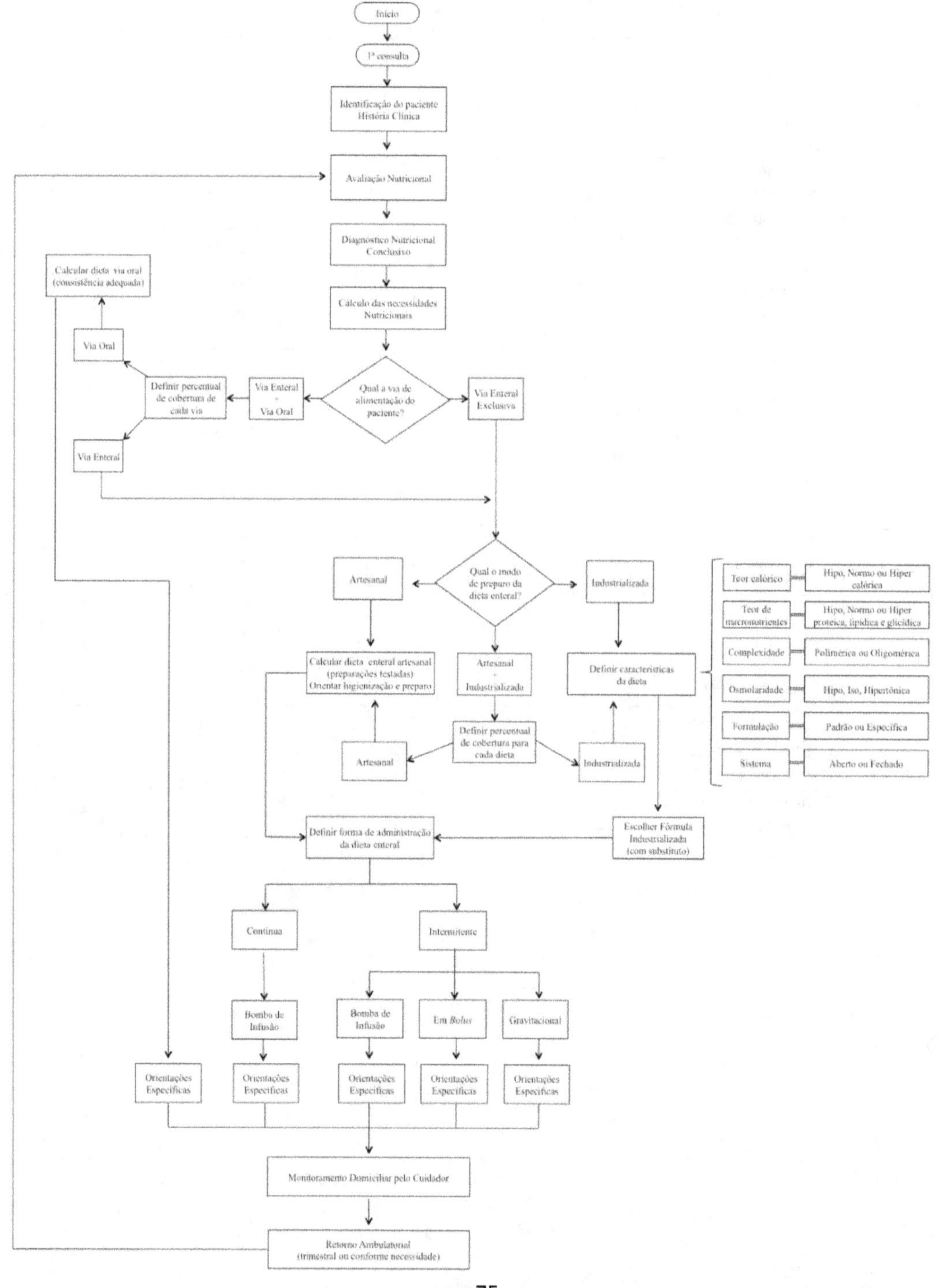

APÊNDICE III – Formulário para Primeira Consulta

Data:

____/____/____

Identificação do Paciente			
Nome:		Nº do prontuário:	
Data de Nascimento:		Idade:	Sexo: ( ) M ( ) F

História Clínica
Coletar dados em relação ao diagnóstico clínico, história da doença pregressa e atual, medicamentos utilizados, intolerâncias e alergias alimentares.

Avaliação Nutricional

Antropometria

Dados	Resultados	Percentil	Classificação
Peso (kg):		-	-
Altura (m):		-	-
IMC (kg/m²):		-	

		-	
%PP:		-	
CB (cm):			
DCT (mm):			
AMBc (mm):			
Adutor do polegar (mm):		-	
CP (cm):*		-	

Exame Físico

Dados	Observado
Edema	( ) Presente ( ) Ausente
Ascite	( ) Presente ( ) Ausente
Bola gordurosa de Bichart	( ) Com depleção ( ) Sem depleção
Musculatura temporal	( ) Com depleção ( ) Sem depleção
Fossas supra e infraclaviculares	( ) Com depleção ( ) Sem depleção
Musculara interóssea	( ) Com depleção ( ) Sem depleção

Sintomas Gastrointestinais (persistentes por > 2 semanas)

Náusea	( ) Sim ( ) Não
Vômito	( ) Sim ( ) Não
Diarreia	( ) Sim ( ) Não
Obstipação	( ) Sim ( ) Não
Flatulência	( ) Sim ( ) Não
Pirose	( ) Sim ( ) Não
Distensão Abdominal	( ) Sim ( ) Não
Dor Abdominal	( ) Sim ( ) Não

*Apenas para idosos

Consumo Alimentar		
Recordatório 24H		
Refeição / Horário	Dieta Industrializada / Alimentos	Medida caseira / Quantidade

Diagnóstico Nutricional Conclusivo:

Cálculos das Necessidades Nutricionais			
VET (Kcal):			
Energia (Kcal/kg):			
Proteínas (%) (g) (g/kg)			
Lipídios (%) (g) (g/kg)			
Carboidratos (%) (g) (g/kg)			
Fibras (g)			
Necessidades hídricas (mL)			

Planejamento da Terapia Nutricional Enteral	
Tipo de terapia nutricional:	( )Oral+Enteral ( ) Enteral
Via de acesso:	( ) Oral ( ) Sonda nasogástrica ( ) Sonda nasoenteral ( ) Gastrostomia ( ) Jejunostomia ( ) Outra: ______________
Modo de preparo:	( ) Artesanal ( ) Industrializada ( ) Mista
Complexidade dos macro:	( ) Polimérica ( ) Oligomérica
Técnica de administração:	( ) Intermitente* ( ) Contínua** ( ) Em *bolus* ( ) Gravitacional ( )Bomba de infusão
*Número de etapas/dia:	( )Uma ( )Duas ( )Três ( )Quatro ( )Cinco ( )Seis
*Volume em cada etapa (mL):	( )50 ( )100 ( )200 ( )300 ( )Outro:_____mL
**Volume de infusão (mL/h):	( )25 ( )50 ( )75 ( )100 ( )Outro:_____mL
Hidratação/lavagem da sonda:	Número de vezes: Volume (mL): Administração:

Monitoramento da Terapia Nutricional Enteral		
Itens	Ocorrência	Frequência*
Diarreia	( )Sim ( )Não	( )Diariamente ( )Frequentemente ( )Às vezes
Constipação	( )Sim ( )Não	( )Diariamente ( )Frequentemente ( )Às vezes
Náusea	( )Sim ( )Não	( )Diariamente ( )Frequentemente ( )Às vezes
Vômito	( )Sim ( )Não	( )Diariamente ( )Frequentemente ( )Às vezes
Refluxo	( )Sim ( )Não	( )Diariamente ( )Frequentemente ( )Às vezes
Distensão abdominal	( )Sim ( )Não	( )Diariamente ( )Frequentemente ( )Às vezes
Dor abdominal	( )Sim ( )Não	( )Diariamente ( )Frequentemente ( )Às vezes
Broncoaspiração	( )Sim ( )Não	( )Diariamente ( )Frequentemente ( )Às vezes
Resíduo gástrico	( )Sim ( )Não	( )Diariamente ( )Frequentemente ( )Às vezes
Saída da sonda	( )Sim ( )Não	( )Diariamente ( )Frequentemente ( )Às vezes
Outras	( )Sim ( )Não	( )Diariamente ( )Frequentemente ( )Às vezes

*Frequentemente (4 a 6x/semana); Às vezes (1 a 3x/semana).

Observações Adicionais:

APÊNDICE IV – Formulário para Consultas de Retorno

Data: _____/_____/_____

Identificação do Paciente			
Nome:		Nº do prontuário:	

Acompanhamento Nutricional

Avaliação Nutricional *(procedimentos realizados e principais resultados)*

Diagnóstico Nutricional *(identificação de problemas tratáveis pela intervenção nutricional)*

Intervenção Nutricional *(conduta traçada)*

Recordatório Alimentar 24h		
Refeição / Horário	Dieta Industrializada / Alimentos	Medida caseira / Quantidade

Parâmetros Antropométricos					
DATAS:	__/__/__	__/__/__	__/__/__	__/__/__	__/__/__
Peso (kg):					
Altura (m):					
IMC (kg/m²):					
%PP:					
CB (cm):					
DCT (mm):					
AMBc (mm):					
MAP (mm):					
CP (cm):*					
Parâmetros Bioquímicos					
DATAS:	__/__/__	__/__/__	__/__/__	__/__/__	__/__/__
Glicemia (mg/dL)					
HbA1c (%)					
Colesterol (mg/dL)					
LDL-c (mg/dL)					
HDL-c (mg/dL)					
TG (mg/dL)					
Ureia (mg/dL)					
Creatinina (mg/dL)					

Albumina (mg/dL)					
Hb (g/dL)					
Htc (%)					
Leucócitos (/mm³)					
Linfócitos (/mm³)					

APÊNDICE V – Formulário de Monitoramento Domiciliar

Paciente:____

Telefone:______________

Cuidador:__________________________

Data	__/__/__	__/__/__	__/__/__	__/__/__	__/__/__
Volume total da dieta em 24h					
Volume de líquidos administrados					
Vômitos*					
Dor abdominal*					
Número de evacuações em 24h					
Diarreia*					
Obstipação*					
Observações ou outras intercorrências					

*Preencher apenas Sim (S) ou Não (N)

www.ingramcontent.com/pod-product-compliance
Lightning Source LLC
Chambersburg PA
CBHW080855260726
48660CB00009B/3313